Rabah Kouadria
Ismail Si Ali
Soumia Benbernou

Cirurgia para tumores intramedulares

Rabah Kouadria
Ismail Si Ali
Soumia Benbernou

Cirurgia para tumores intramedulares

ScienciaScripts

Imprint

Any brand names and product names mentioned in this book are subject to trademark, brand or patent protection and are trademarks or registered trademarks of their respective holders. The use of brand names, product names, common names, trade names, product descriptions etc. even without a particular marking in this work is in no way to be construed to mean that such names may be regarded as unrestricted in respect of trademark and brand protection legislation and could thus be used by anyone.

Cover image: www.ingimage.com

This book is a translation from the original published under ISBN 978-620-6-71250-3.

Publisher:
Sciencia Scripts
is a trademark of
Dodo Books Indian Ocean Ltd. and OmniScriptum S.R.L publishing group

120 High Road, East Finchley, London, N2 9ED, United Kingdom
Str. Armeneasca 28/1, office 1, Chisinau MD-2012, Republic of Moldova, Europe
Printed at: see last page
ISBN: 978-620-7-63759-1

Rabah KOUADRIA

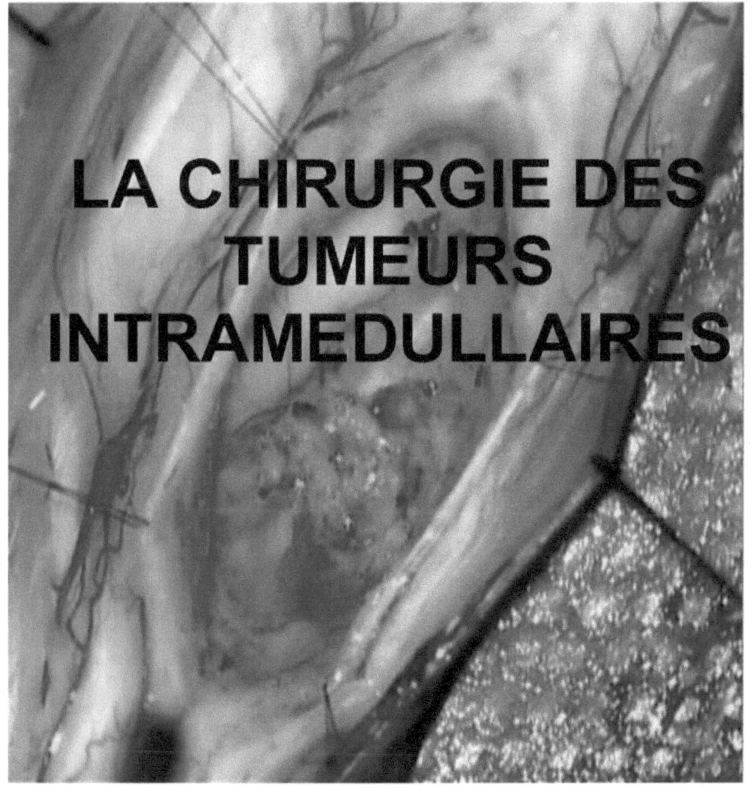

Índice

I. INTRODUÇÃO

Os tumores intramedulares (TMI) são um tipo raro de tumor do sistema nervoso central. A cirurgia dos tumores intramedulares foi revolucionada desde a introdução da ressonância magnética (MRI) e do microscópio operatório. Apesar destes avanços nas técnicas de diagnóstico e cirúrgicas, a cirurgia continua a ser um grande desafio devido à raridade dos TMI e à consequente falta de experiência acumulada. Este livro destina-se aos profissionais de saúde envolvidos no tratamento dos tumores da espinal medula em geral e dos TMI em particular. O seu objetivo é sobretudo fornecer uma base anatómica e uma abordagem diagnóstica e terapêutica. Como neurocirurgião que teve o privilégio de operar quase ininterruptamente doentes com tumores da medula espinal durante quase 17 anos, sinto-me na obrigação de transmitir e partilhar a minha experiência pessoal e o meu modesto contributo para o planeamento e execução destes procedimentos cirúrgicos, e de os disponibilizar à futura geração de neurocirurgiões que certamente continuarão a carregar o facho da cirurgia dos TCM.

Embora o tratamento seja essencialmente cirúrgico, a colaboração com outras especialidades, incluindo neurorradiologistas, neuropatologistas, oncologistas médicos e oncologistas de radiação, neurologistas, especialistas em reabilitação e outros profissionais continua a ser essencial para proporcionar aos doentes os melhores cuidados possíveis.

Os tumores intramedulares são geralmente de baixo grau. Colocam desafios consideráveis em termos de diagnóstico e de tratamento.

O início insidioso e a progressão lenta dos sintomas dificultam o diagnóstico precoce.

A RM é geralmente o exame de eleição para o diagnóstico do TMI, sendo a TAC raramente utilizada. No entanto, nunca pode substituir um estudo histológico, que só pode ser efectuado através de cirurgia, que deve permitir uma excisão ampla e segura. O momento e a qualidade da excisão são controversos, uma vez que a intervenção precoce numa fase paucissintomática pode levar a um agravamento neurológico, enquanto que a espera pelo desenvolvimento de défices pode tornar arriscada a recuperação após a excisão, assim como a qualidade da excisão; uma excisão ampla expõe o doente ao risco de défices, enquanto que uma excisão parcial pode levar a recorrências e a um declínio imprevisível.

No entanto, as técnicas e os instrumentos mais recentes e de vanguarda, como as novas modalidades de imagiologia, a monitorização neurofisiológica per-operatória e os microscópios de alta qualidade, facilitam a distinção entre o tumor e o tecido saudável, permitindo aos neurocirurgiões chegar a tumores que anteriormente eram considerados inacessíveis e abandonar a anterior abordagem conservadora pessimista em favor de uma abordagem cirúrgica agressiva.

Alguns tumores pequenos que são descobertos incidentalmente ou que são assintomáticos e não progrediram muito podem simplesmente ser cuidadosamente monitorizados clinicamente e com RMN seriadas a intervalos apropriados.

Mesmo com os últimos avanços tecnológicos da cirurgia, alguns tumores permanecem irressecáveis e, por vezes, é mesmo aconselhável efetuar uma exérese parcial. Nestes casos, e dependendo da natureza histológica do tumor, é proposta uma terapia adjuvante, ou seja, radioterapia e/ou quimioterapia.

A recuperação de uma cirurgia pode demorar semanas ou mais. Mas o pior é o agravamento pós-operatório, que felizmente é temporário na maioria dos casos.

Embora os corticosteróides reduzam a inflamação, geralmente só são utilizados durante curtos períodos de tempo para evitar efeitos secundários graves, como fraqueza muscular, osteoporose, tensão arterial elevada, diabetes e maior suscetibilidade a infecções.

Durante a minha curta carreira, tentei sempre compensar as minhas falhas e ultrapassar as complicações e os fracassos em que tive de incorrer com os meus respeitados doentes, cuja aceitação foi muito difícil, sobretudo quando se tratava de tumores benignos. Aprendi muito mais com as minhas complicações do que com os meus êxitos cirúrgicos.

Esperamos que este livro contribua para o desenvolvimento da neurocirurgia em geral e da cirurgia da espinal medula em particular.

II. HISTÓRIA

Desde os primórdios bastante primitivos da neurocirurgia com Victor Horsley até ao estado atual da arte, a cirurgia do TMI evoluiu enormemente, beneficiando dos avanços da neurocirurgia em geral e dos contributos clínicos e científicos de alguns pioneiros ousados.

1. OS INÍCIOS: APROXIMAÇÃO E EXERCÍCIO DE TIMBRES

A primeira remoção bem sucedida de um TMI foi efectuada em 1907, em Viena, por Anton Von Eiselsberg, num doente de 27 anos, que teve um resultado pós-operatório favorável [134].

ème Entre os vários relatórios do final da primeira década do século XX, destaca-se o trabalho de Charles A. Elsberg. Elsberg, que operou 2 pacientes em 1910. No primeiro, Elsberg e o seu assistente Edwin cortaram acidentalmente o cordão posterior em 2 sítios. Numa inspeção mais atenta, Elsberg notou uma saída de tecido anormal através da mielotomia. Juntou novamente as duas aberturas e alongou a mielotomia para completar a exérese do tumor que, em vez disso, seria interrompida por instabilidade hemodinâmica. O doente foi novamente visto uma semana mais tarde e Elsberg observou que a massa tumoral tinha emergido espontaneamente, facilitando a sua dissecção com o tecido medular; o doente evoluiu bem e continuou a melhorar. O segundo caso, o oposto do primeiro, foi operado de uma só vez e morreu algumas horas mais tarde devido a dificuldades respiratórias. O exame post-mortem não revelou qualquer lesão da medula espinal ou hematoma. Elsberg atribuiu estas complicações a uma dissecção mais agressiva, e concluiu que a operação teria sido mais segura se tivesse sido efectuada em duas fases, daí o nascimento da "cirurgia em duas fases" [229]. O seu livro de 1916, *Diagnosis and Treatment of Surgical Diseases of the Spinal Cord and Its Membranes (Diagnóstico e Tratamento das Doenças Cirúrgicas da Medula Espinal e das suas Membranas)*, foi influente na época e continua a ser um documento impressionante até aos dias de hoje. A operação em duas fases é ainda hoje utilizada em determinadas circunstâncias [103-106].

2. PROGRESSO TÉCNICO

No final da década de 1930, James Greenwood começou a usar uma técnica de "coagulação punctal com duas pinças" desenvolvida por Leonard Malis e que acabou se tornando o que hoje é conhecido como coagulação bipolar [31]. Greenwood [91] publicou a primeira série de excisões de TMPI com seguimento a longo prazo em 1954.

Em 1948, Carl Zeiss e Ernst foram os primeiros a introduzir microscópios com lentes de alta qualidade. Em 1957, Theodore Kurtz foi o primeiro neurocirurgião a utilizar um microscópio operatório e formou muitos neurocirurgiões, incluindo Robert Rand, Lawrence Pool e Charles Drake [140].

Em 1976, M. Gazi Yasargile e Hugo Krayenbühl [268] publicaram a primeira série microcirúrgica de 12 hemangioblastomas intramedulares.

A sucção ultra-sónica começou a ser utilizada na medicina em 1947. Originalmente desenvolvida para a remoção de placa dentária, foi introduzida na neurocirurgia 30 anos depois por Flamm et al [80]. Pouco tempo depois, em 1982, Epstein [74] publicou um artigo sobre seu uso na cirurgia da TIM.

O registo dos potenciais evocados somato-sensoriais iniciou-se em

1947 com Dawson [229], seguindo-se em 1978 a primeira publicação sobre potenciais evocados somato-estésicos (PEE) em cirurgia da coluna vertebral [68]. Durante a década de 1980, uma onda de trabalhos sobre potenciais evocados motores (PEM) foi publicada, particularmente em cirurgia de escoliose [25]. Em 1989, Zentner [273] observou no seu relatório de 50 cirurgias da medula espinhal monitorizadas por PEM que os défices neurológicos pós-operatórios permanentes coincidiam com uma redução das amplitudes de base de mais de 50% em cada caso.

A utilização de bisturis a laser em neurocirurgia foi relatada pela primeira vez em estudos experimentais com coelhos [13]. Em 1966, Rosomoff et al [215] foram os primeiros a relatar o uso de um laser de rubi para cirurgia de tumores cerebrais. Em 2002, Jallo [119] publicou o primeiro relatório sobre a utilização clínica do laser de Nd YAG em modo de contacto como bisturi cirúrgico para TMI.

3. IMAGENS

Para visualizar a medula espinal e as raízes, a técnica concebida na radiologia convencional consistia em injetar um produto de contraste nos espaços subaracnoides para realizar uma mielografia.

Nas décadas de 1950-1970, as primeiras substâncias radiopacas eram altamente tóxicas para o sistema nervoso central.

Em 1970, o Amipaque revolucionou a prática devido à sua melhor qualidade e tolerabilidade e, desde então, têm surgido no mercado vários produtos cada vez menos nocivos. No entanto, este estudo perdeu algum do seu interesse com o advento do tomógrafo computorizado e, sobretudo, com a utilização de reconstruções sagitais associadas à opacificação dos espaços subaracnoídeos (mielosscanner).

No final dos anos 80, a ressonância magnética substituiu estes dois exames.

3.2. O advento da ressonância magnética

A invenção da MRI é atribuída aos vencedores do Prémio Nobel que ajudaram a descobrir o comportamento dos átomos nos campos magnéticos. Em 1977, Damadian [56] efectuou a RM de todo o corpo humano; ao mesmo tempo, Mansfield [163] desenvolveu o protocolo *de imagem eco-planar*, que permite obter imagens ponderadas em T2* muito mais rapidamente do que anteriormente. Em 1983, Norman et al [188] relataram as suas experiências preliminares com a RM da espinal medula em 17 casos.

3.1. Ultrassom intra-operatório

O ultrassom foi introduzido pela primeira vez na neurocirurgia por Reid em 1978 [210]. Desde o início dos anos 90, tem sido utilizado de forma consistente por Epstein et al na ressecção de TMI [74].

III. RECORDAÇÃO ANATÓMICA

Esta é uma revisão não exaustiva da anatomia da medula espinal, incluindo a sua vascularização e os envelopes osteomeníngeos.

1. RACHIS

A abordagem cirúrgica da medula espinal não pode ser concebida sem um conhecimento perfeito do contentor representado pela coluna vertebral e pelos seus ligamentos.

1.1. Coluna cervical

A coluna cervical é composta por duas vértebras "específicas": o atlas e o áxis, que ligam a coluna ao occipital através de um conjunto complexo de articulações e ligamentos, e por cinco vértebras "normais" numa curva ligeiramente lordótica.

Em adultos jovens, o comprimento médio da coluna cervical é de 12,5 cm (11,5 cm em retroflexão e 12,69 cm em anteflexão) [133-163].

O atlas tem a forma de um anel e articula-se com os côndilos occipitais em cima e com o axis articularis em baixo, através de duas pequenas massas laterais. Entre o atlas e o odontoide forma-se uma quinta articulação, que faz rodar a cabeça. O eixo articula-se com as massas laterais de C1 em cima e apoia o odontoide no meio (Figs. 1 e 2).

Os restantes corpos vertebrais têm uma forma retangular com uma ligeira depressão na superfície superior que dá origem a cristas ósseas de cada lado, conhecidas como "uncus".

Os elementos posteriores da segunda à sétima vértebras formam os arcos neurais, que são constituídos por pedículos, lâminas e processos espinhosos. Os pedículos curtos ligam os corpos vertebrais às articulações articulares superiores e inferiores. O forame de conjugação, que está orientado 30° para fora e para a frente, é delimitado pelos pedículos superior e inferiormente, pelo úncus medialmente, pelo processo transverso lateralmente e pelos processos articulares posteriormente. As lâminas projectam-se posteriormente para se encontrarem com a base dos processos espinhosos. O processo espinhoso afunila posterior e inferiormente na linha mediana. Não há processo espinhoso em C1, mas há principalmente processos espinhosos grandes em C2 e C7. O diâmetro médio anteroposterior do canal espinal ósseo é de 18-20 mm em C1 e C2 e de 15-17 mm entre C3 e C7. O saco dural mede 10-14 mm em toda a coluna cervical e a medula espinal mede 6-9 mm, por outras palavras, a medula espinal ocupa normalmente apenas cerca de 40-50% do canal espinal.

A articulação atlanto-axial medial é estabilizada por um conjunto complexo de ligamentos, dos quais o mais importante é o ligamento cruzado (braço vertical e braço horizontal) que, num plano frontal, se situa imediatamente atrás do odontoide. O braço horizontal ou ligamento transverso estende-se entre as massas laterais de C1 e a superfície posterior do odontoide, que pressiona firmemente contra o arco anterior de C1. O braço vertical situa-se entre o bordo anterior do forame magno e o corpo de C2 (Figs. 2, 3 e 4).

O odontoide está ligado à base do crânio pelo ligamento apical, que se estende da sua extremidade anterior ao forame magno, e pelos ligamentos alares lateralmente aos côndilos occipitais. Os corpos vertebrais estão ligados pelos ligamentos longitudinais anterior e posterior desde C1 até ao sacro. O ligamento longitudinal anterior termina na membrana atlanto-occipital anterior no forame magno. O ligamento longitudinal posterior está ligado ao bordo posterior do forame magno *através da* membrana tectória (Fig.1).

Os elementos vertebrais posteriores são estabilizados pelos ligamentos amarelo, interespinhoso e supraespinhoso. O ligamento amarelo liga as lâminas e forma o bordo posterior do canal espinal no espaço inter-laminar e está ligado ao crânio na membrana atlanto-occipital posterior. O ligamento interespinhoso serve como uma importante âncora posterior e passa entre os processos espinhosos, enquanto o ligamento supraespinhoso se estende entre as extremidades dos processos espinhosos.

As duas artérias vertebrais atravessam os orifícios transversais entre C6 e C1, embora a artéria vertebral possa entrar na coluna cervical noutros níveis, como C3, C4, C5 e C7. Em cerca de 89% dos casos, a artéria passa em linha reta através destes orifícios transversais. Acima de C2, a artéria vira para trás e para cima, atravessa o forame transverso de C1 e continua medialmente ao longo da borda superior do atlas num sulco para formar um laço em direção à dura-máter do forame magno (Fig. 4). A artéria vertebral é circundada por um plexo venoso que é particularmente importante entre C2 e seu segmento intracraniano [145].

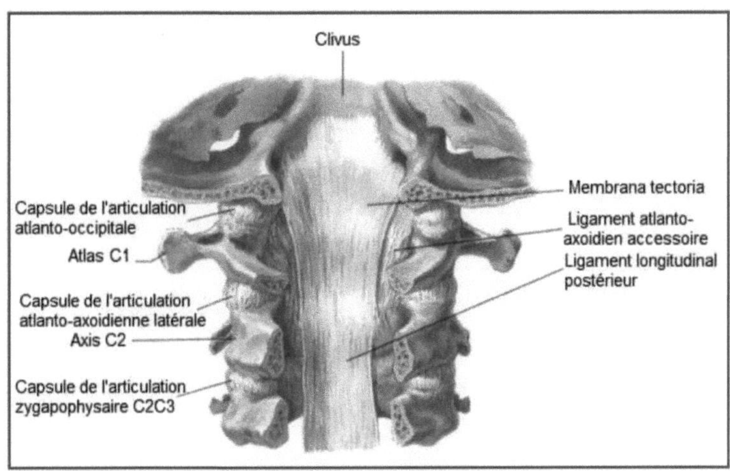

Fig. 1: Vista posterior da junção occipitovertebral após ressecção dos arcos posteriores e da bainha dural. [92].

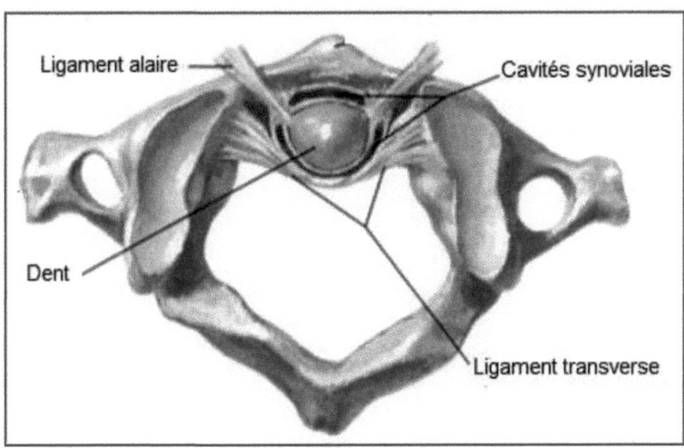

Fig. 2: Vista superior da articulação atlanto-axial medial. [92].

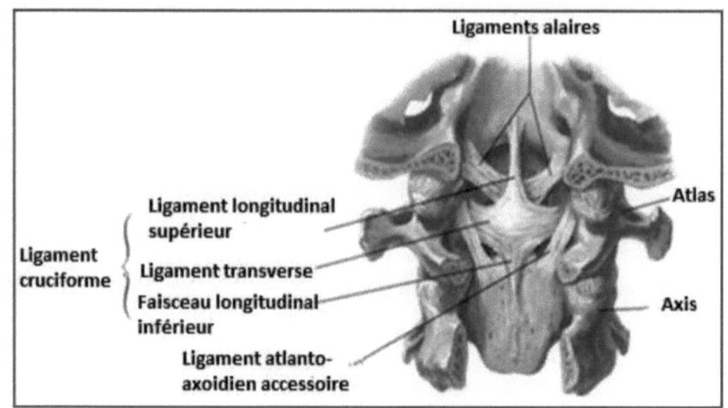

Fig. 3: Vista posterior dos ligamentos profundos expostos após a remoção da membrana tectoria. [92].

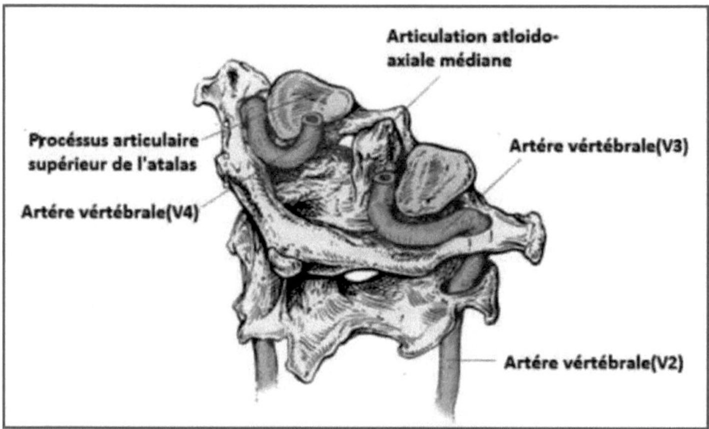

Fig. 4: A artéria vertebral. [92].

1.2. Coluna torácica

As 12 vértebras torácicas são rectangulares com as superfícies superior e inferior planas. Os orifícios de conjugação são quase laterais. A altura dos corpos vertebrais aumenta progressivamente de cima para baixo. Os discos intervertebrais parecem mais planos do que os seus homólogos cervicais e lombares. O pedículo estende-se a partir da metade superior do corpo vertebral. A forma semicircular das lâminas torna o canal neural quase circular, com um diâmetro constante ao longo da coluna torácica. Como esta parte da coluna vertebral é ligeiramente cifótica, na RM o saco dural e a medula espinal parecem estar ligeiramente deslocados anteriormente para o canal torácico superior (Fig. 5). A principal caraterística da coluna vertebral torácica é a existência da articulação costovertebral (Fig. 6).

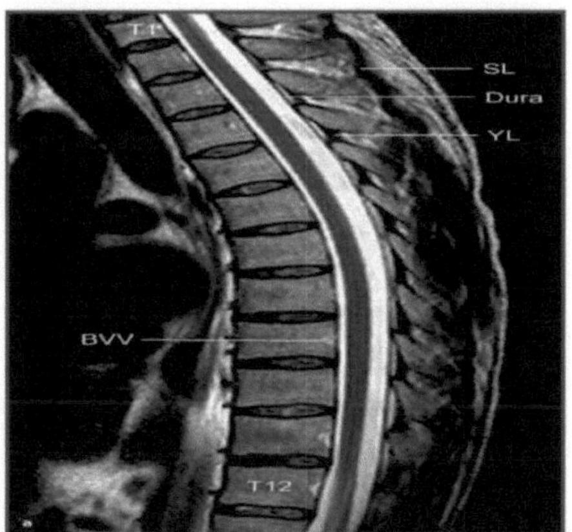

Fig. 5 : RMN T2: Secção sagital mediana da coluna torácica.
[**BVV**: veia vertebrobasilar. **Dura**: dura-máter. **SL**: ligamento supra-espinhoso. **YL**: ligamento amarelo]. [185].

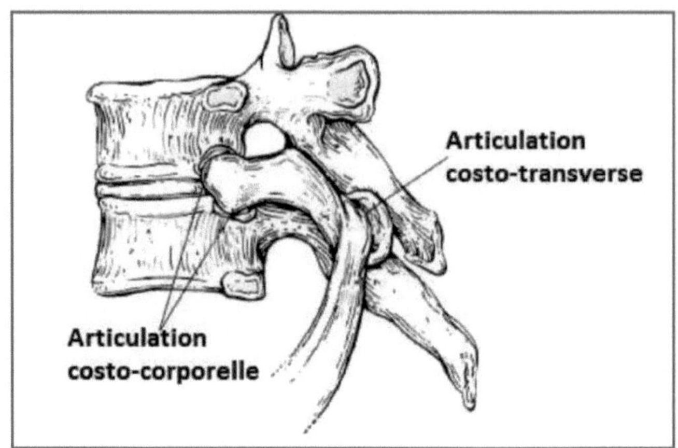

Fig. 6: Vista lateral de uma articulação costo-vertebral. [92].

Os plexos venosos externos em torno dos corpos vertebrais são de particular importância na região torácica e lombar. As alterações das pressões intra-torácicas e intra-abdominais são transmitidas aos plexos venosos peridurais por anastomose e afectam a pressão do líquido cefalorraquidiano (LCR) torácico e lombar; além disso, existem interconexões entre estes plexos e o sistema venoso ázigo externo.

Esta ligação proporciona um sistema de drenagem paralelo que contorna as veias cavas superior e inferior, daí a importância de manter o abdómen livre na posição prona.

1.2. Coluna lombar e sacro

Tal como as vértebras torácicas, as cinco vértebras lombares são constituídas por corpos vertebrais rectangulares com superfícies superiores e inferiores planas. Os pedículos estão orientados posterolateralmente. Os orifícios de conjugação emergem quase lateralmente. O bordo posterior de cada orifício é formado pelos processos articulares. Estes processos são de comprimento constante e suportam as articulações facetárias. As lâminas lombares formam um canal oval na parte superior, tornando-se mais triangular na parte inferior. O sacro é constituído por quatro ou cinco vértebras fundidas que formam um triângulo que se articula lateralmente com o osso ilíaco.

1.3. Biomecânica

A linha de gravidade do corpo humano reto situa-se à frente da coluna vertebral, que é constituída por duas colunas:

➢ A coluna anterior, constituída pelos corpos intervertebrais e pelos discos, absorve cerca de 80% da carga axial e suporta as forças de distração.

➢ A coluna posterior, constituída pelas lâminas e articulações que funcionam como uma cadeia articular controlada por ligamentos e músculos, suporta os restantes 20% da carga axial, bem como as forças de compressão, assegurando um equilíbrio entre as duas colunas.

O movimento da coluna vertebral é possível graças às deformações dos discos intervertebrais e das articulações facetárias. Os ligamentos limitam os seus movimentos.

A estabilidade da coluna vertebral exige a integridade dos elementos anteriores e posteriores, razão pela qual a cirurgia TIM, que exige laminectomias extensas, corre o risco de provocar deformações e/ou instabilidade, nomeadamente nas crianças.

As meninges da medula espinhal diferem relativamente das do

encéfalo, na medida em que possuem uma pélvis espessa ligada à superfície dural medial pelos ligamentos serrilhados, uma camada leptomeníngea intermédia e um espaço extradural gordo (Figs. 7 e 8).

1.4. A dura-máter

A dura-máter, constituída por colagénio e fibras elásticas, tem uma espessura de cerca de 0,8 mm. Forma um saco dural ou bainha dural que envolve a medula espinal, as raízes espinais dos nervos espinais, o filo terminal e o rabo de cavalo.

A dura-máter está separada das vértebras por um verdadeiro espaço extradural, mais estreito na parte anterior e preenchido por gordura, plexos venosos que drenam a medula e nervos sensoriais na parte anterior, incluindo o nervo sinuvertebral de Lushka, que inerva a parte ventral da dura-máter.

Se a dura-máter não tiver ligação com o plano osteo-ligamentar dorsal, adere ventralmente ao ligamento vertebral através de flanges fibrosas e ao periósteo no forame.

As artérias durais são irrigadas pelas artérias radiculares, radiculomedulares e radiculopiais [162].

1.5. A aracnoide

A aracnoide é a parede externa do espaço subaracnóideo; é estanque e está intimamente ligada à dura-máter. Emite prolongamentos que a prendem à superfície pial da medula e à superfície profunda da dura-máter, da qual, no entanto, se desprende facilmente [185]. Lateralmente, a pélvis e a aracnoide esgotam-se no ponto de contacto entre o nervo e a dura-máter, que se estende até à medula espinal [159]. No espaço subaracnóideo, existem várias partições, principalmente posteriores e, em menor grau, anteriores. Estas divisórias são derivadas de uma membrana leptomeníngea fenestrada intermédia que está ligada à superfície interna da aracnoide e mantém as raízes nervosas e os vasos sanguíneos contra a superfície da medula espinal [184].

1.6. O ligamento serrilhado

O ligamento serrilhado, que é mais espesso rostralmente, é uma placa transversal de fibras de natureza pial medial e dural lateral, de acordo com Nauta et al [184]. Fixa transversalmente os dois bordos laterais da medula ao saco dural como estacas. O bordo medial de cada ligamento é mais apertado do que o bordo lateral e adere ao cordão oposto ao limite que separa o cordão dorsolateral do cordão ventrolateral. A borda externa de cada ligamento forma uma sucessão de arcos formados por extensões grossas, semelhantes a dentes, cujo ápice está ligado à dura-máter entre as bainhas radiculares sobrejacentes e subjacentes. Na região cervical, o ligamento situa-se à frente do nervo acessório.

Na região cervical, os dentes são horizontais, enquanto na região torácica são verticais. ᵉᵐᵉO primeiro dente tem uma direção ascendente que ultrapassa o relevo dural da artéria vertebral e se fixa imediatamente acima e atrás da sua penetração dural e abaixo e atrás do orifício do XII nervo craniano na margem do forame magno.

O dente mais caudal é fino e filiforme e insere-se acima da emergência do primeiro nervo lombar. O seu bordo medial é prolongado pelo filo terminal.

Quando há um arco por nervo espinal, contam-se 21 dentes, mas pode haver um arco para dois nervos e vice-versa. O número de dentes varia assim de 18 a 22 para Rabieshang et al [205].

2.4. A pega

A medula espinhal é revestida por tecido conjuntivo frouxo, formando um complexo sistema de suporte [144]. O pietis não é permeável à água e forma uma barreira entre o espaço subaracnóideo e os espaços perivasculares da medula espinhal [185]. Várias observações consideram o espaço extracelular e o espaço subaracnóideo como dois compartimentos do mesmo espaço líquido, o que permite a livre circulação entre eles [211].

Esta troca depende do fluxo sanguíneo arterial e venoso e efectua-se ao longo da DREZ (zona de entrada da raiz dorsal), onde Cloyd et al [43] demonstraram a existência de fenestrações nas pélvis.

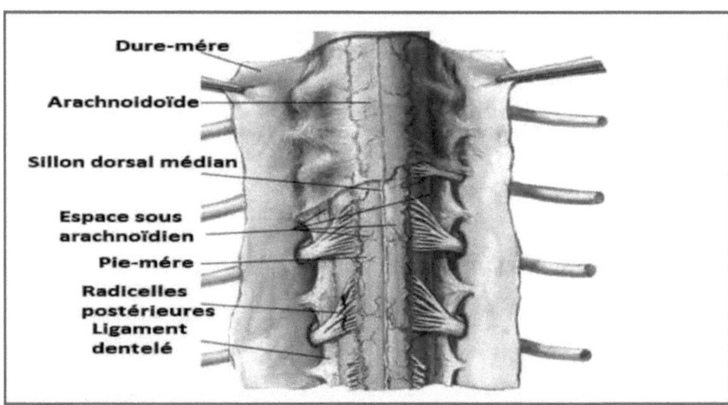

Fig. 7: Vista posterior da medula torácica. Após a abertura da dura-máter, as meninges são visíveis com o ligamento serrilhado. [184 bis].

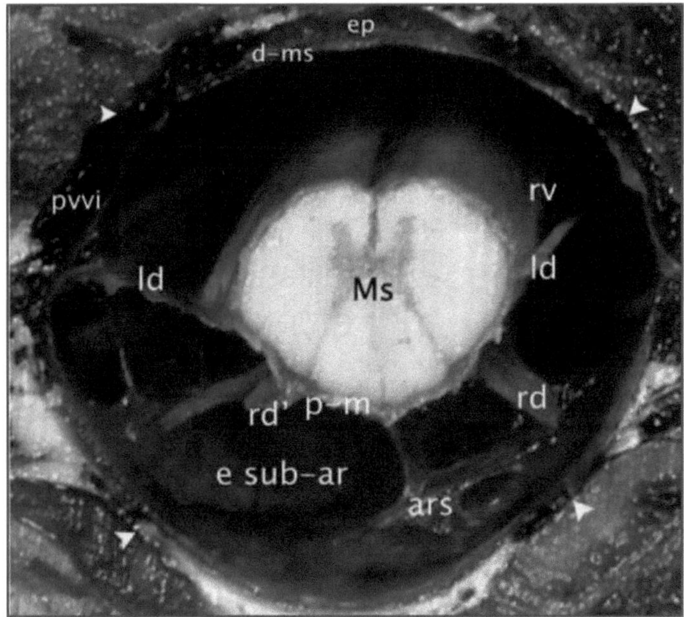

Fig. 8: Secção axial da medula espinal no canal raquidiano. **ars:** aracnoide espinal (pressionada contra a superfície medial da dura-máter); **d-ms:** dura-máter espinal (constituindo a "bainha cilíndrica dural"); **ep:** espaço epidural; **e sub-ar:** espaço sub-aracnoideu (neste espaço circula o líquido cefalorraquidiano); **ld:** ligamento serrilhado; **Ms:** medula espinal; **p-m:** medula espinhal perispinhal (estendida lateralmente pelos ligamentos serrilhados direito e esquerdo); **pvvi:** plexo venoso vertebral interno (no espaço epidural); **rd rd':** raízes espinhais dorsais; **rv:** raiz espinhal ventral; **pontas de seta brancas:** marcam o perímetro do canal vertebral. [254].

3. A ESPINAL MEDULA

A medula espinal é um longo cordão cilíndrico, achatado da frente para trás, contido no canal vertebral. ᵉʳᵉᵉᵐᵉComeça acima da emergência da primeira raiz cervical no forame occipital (meio do arco posterior do atlas) e termina entre as vértebras lombares 1 e 2 (disco L1L2) (Fig. 7). Mede em média 1 cm de diâmetro, 30 gramas de peso e 45 cm de comprimento (45,9 cm nos homens e 41,5 cm nas mulheres) [145].

A medula espinal tem 4 faces (Fig. 10): ventral, dorsal e duas laterais.

• A superfície ventral é atravessada na linha mediana pela fissura (ou cissura) ventral mediana, com 2 a 3 mm de profundidade, cujos lábios se podem estender até à comissura branca anterior. Esta fissura divide a superfície ventral em dois cordões ventrais simétricos com 2 a 3 mm de largura e é limitada por dois sulcos ventro-laterais de onde saem as raízes ventrais.

• A face dorsal apresenta um septo (ou sulco) mediano dorsal e sulcos laterais dorso-laterais de onde saem as raízes dorsais.

• As superfícies laterais entre os sulcos ventro-lateral e dorso-lateral.

A medula espinal apresenta igualmente 2 protuberâncias que correspondem a uma maior densidade de neurónios destinados aos membros:

■ Bojo cervical: entre C4 e C7, mais pronunciado em C5 C6 corresponde aos segmentos medulares de C5 a T1, onde se originam os nervos para os membros superiores.

■ Bojo lombar: estende-se de T9 a T12 e corresponde aos segmentos medulares de T10 a L5, de onde partem os nervos para os membros inferiores, e ultrapassa o *cone terminal,* que termina como a ponta de um rombo no disco L1L2.

Entre as duas protuberâncias encontra-se a *medula torácica,* que contém menos neurónios e é, por isso, de menor diâmetro.

O *filo terminal, um* remanescente atrofiado do segmento caudal da medula, estende-se do cone medular até a superfície dorsal do cóccix. É formado pela condensação da madre-pié e deixa o saco dural ao nível da segunda vértebra sacral, formando o ligamento coccígeo que continua até à superfície dorsal do cóccix.

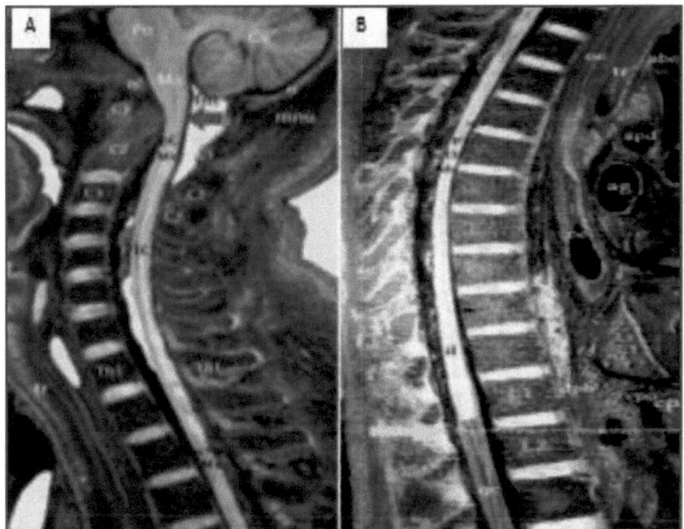

Fig. 9 : Secção sagital mediana da medula espinhal. ᵉᵐᵉ **C1**: atlas; **C2**: axis; **C3**: 3 vértebras cervicais; **Cv**: cerebelo; **fm**: foramen magnum; **ic**: intumescência cervical (níveis vertebrais: C3 a Th1).ᵉᵐᵉ**Ma**: medula alongada; **pCMs**: parte cervical da medula (níveis vertebrais: C1 e C2); **Po**: ponte; **pTh**: parte torácica da medula (níveis vertebrais: Th2 a Th9); **Th2**: 2 vértebras torácicas; **setas vermelhas**: marcam a extremidade cranial da medula (nível correspondente a um estreitamento: o istmo do encéfalo). ᵉʳᵉᵉᵐᵉ **Com**: cone medular; **il**: intumescência lombar; **L1**: 1 vértebra lombar; **L2**: 2 vértebras lombares; **pThMs**: parte torácica da medula espinhal; **qc**: cauda de cavalo; **seta amarela** marcando o nível da extremidade caudal da medula espinhal (borda superior de L2). [254].

3.2. Configuração interna

A medula espinal é constituída por *substância cinzenta* profunda e substância *branca* periférica. No centro está o ducto ependimário.

3.2.1. Massa cinzenta

A massa cinzenta está dividida em duas partes diferentes: os cornos dorsal e ventral. Está também dividida, de acordo com critérios citoarquitectónicos, em 10 zonas dorso-ventrais denominadas camadas de Rexed (Fig. 10).

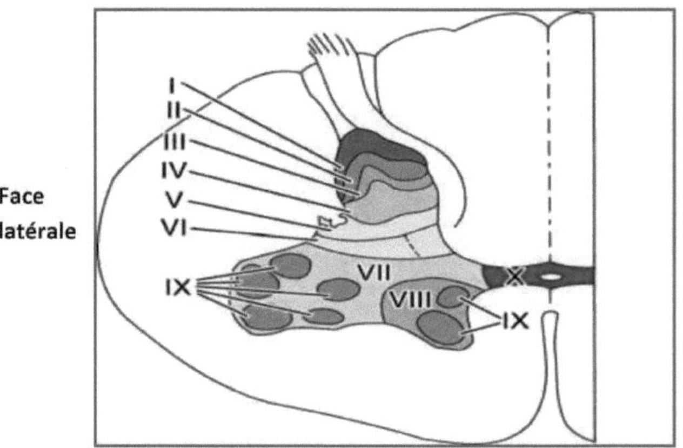

Fig. 10: Matéria cinzenta ao nível de C6 organizada em camadas Rexed. [186].

• Os cornos dorsais: (camadas I a VI) recebem as fibras nervosas aferentes provenientes das raízes dorsais.

• Os cornos ventrais (camadas VII-VIII a X) contêm, entre outros, neurónios motores que se projectam através das raízes ventrais para os músculos esqueléticos. A camada IX corresponde aos neurónios motores dos músculos estriados.

• Os cornos intermediolaterais (camada VII) localizados nos segmentos torácicos e lombares superiores contêm os corpos celulares dos neurónios simpáticos pré-ganglionares. Ao nível sacral (S2-S4), contêm neurónios parassimpáticos pré-ganglionares.

3.2.2. Matéria branca

A substância branca está organizada em cordões, que contêm os tractos longos (descendentes e ascendentes) (Fig. 11) :

• Os cordões ventrais: entre a cissura mediana ventral e o sulco ventrolateral.

• Os cordões laterais: entre os sulcos ventro-laterais e os sulcos dorso-laterais.

• Os cordões dorsais: entre os sulcos dorsolaterais e o sulco dorsal medial.

3.2.2.1. As vias descendentes ou motoras

As vias descendentes ou motoras são essencialmente constituídas por feixes piramidais ou córtico-espinhais.

➢ O feixe piramidal cruzado é o mais importante, ocupando a região posterior do cordão lateral, e as suas fibras estão dispostas somatotopicamente (as fibras mediais destinam-se à região cervical e as fibras laterais à região sacral).

Ao nível de cada metamerion, as fibras deixam o trato piramidal e entram no corno ventral medioventralmente ao nível da lâmina VII, onde se articulam com os segundos neurónios motores que formam a raiz ventral.

➤ O feixe piramidal direto (menos de 20% das fibras piramidais), que corre na medula ventral, junto à fissura mediana ventral, destina-se aos músculos cervicais e distribui-se bilateralmente.

➤ Os feixes extrapiramidais originários dos centros supra-segmentares do tronco cerebral estão dispostos em dois contingentes:

• Um anteromedial (feixes vestíbulo-espinhal, retículo-espinhal medial, olivo-espinhal, teto-espinhal e interstício-espinhal), cujas fibras se situam na medula ventral e terminam bilateralmente no corno ventral (lâmina VII), tem um efeito facilitador do tónus postural (músculos extensores e antigravitacionais axiais).

- O outro é posterolateral (feixe rubro-espinhal, retículo-espinhal de origem bulbar), cujas fibras também terminam homo ou contralateralmente na lâmina VII do corno ventral, e exerce uma ação facilitadora sobre os flexores distais.

3.2.2.2. Vias ascendentes ou sensoriais

Nas vias ascendentes ou sensoriais, distinguimos três tipos de feixes, nomeadamente :

➤ Os fascículos de Goll (ou grácil) e Burdach (ou cuneiforme), localizados juntos na medula dorsal, transportam direta e ipsilateralmente a informação proprioceptiva consciente (movimento e posição da articulação) e a informação tátil discriminatória para os núcleos de Goll e Burdach do bulbo inferior.

➤ O feixe espinotalâmico, localizado na medula ventro-lateral, transporta informações relacionadas com as sensações álgicas e térmicas, bem como com o tato e a pressão não discriminatórios, contralateralmente, após uma retransmissão segmentar para o tálamo.

➢ Os fascículos espinal-cerebelares dorsal (ou feixe de Flechsig) e ventral (ou feixe de Gowers), situados perto das superfícies dorso-lateral e ventro-lateral, respetivamente, transportam a informação dos fusos musculares, dos órgãos tendinosos de Golgi e dos receptores tácteis para o cerebelo para o controlo da postura e a coordenação dos movimentos.

3.2.3. O ducto central ou ependimário

O canal central percorre toda a altura da medula e é um vestígio do canal neural embrionário, que raramente permanece no adulto (Fig.11).

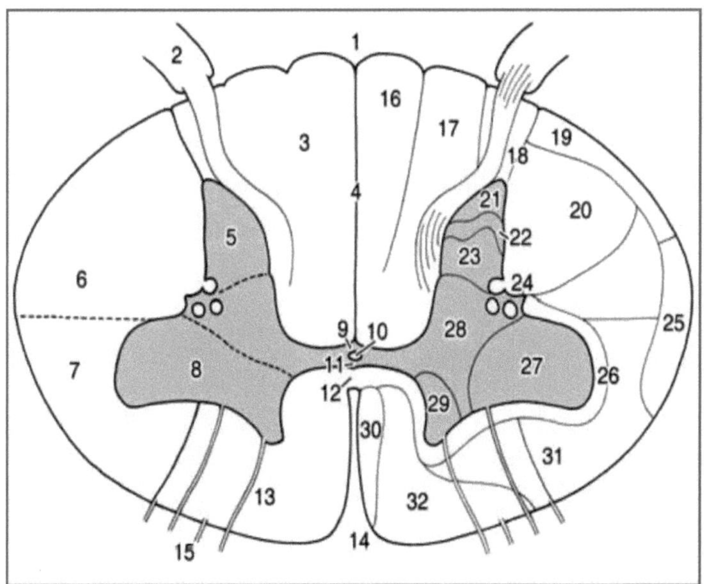

Fig. 11 : Secção axial da medula oblonga: 1. sulco mediano posterior, 2. raiz dorsal,

3. corda posterior, 4. sulco mediano posterior, 5. corno dorsal, 6. corda posterolateral, 7. corda anterolateral, 8. corno anterior, 9. Comissura cinzenta posterior, 10. Canal central, 11. Comissura cinzenta anterior, 12. Comissura ventral (branca), 13. Cordão anterior, 14. Sulco mediano anterior, 15. Raiz anterior, 16. Feixe de Gracile, 17. Feixe em forma de cunha, 18. Feixe dorsolateral, 19. feixe espinocerebelar dorsal, 20. feixe piramidal lateral (cruzado), 21. corno dorsal (lâmina I), 22. corno dorsal (lâminas II e III), 23. corno dorsal (lâmina IV), 24. zona intermediária (processus reticularis), 25. Feixe espino-cerebelar ventral, 26. feixe próprio, 27. espinha motora lateral (lâmina IX), 28. zona intermédia (lâminas V-VIII), 29. espinha motora mediana (lâmina IX), 30. feixe piramidal direto, 31. feixe antero-lateral, 32. Feixe mediolateral. [186].

3.3. Vascularização

A vascularização da medula espinhal é uma das mais complexas do corpo, devido ao grande número de artérias que contribuem para ela.

3.3.1. Alimentação arterial

O suprimento arterial é fornecido pelas artérias radiculo-medulares, cujo número e origem dependem de cada território (Fig.12).

Toda a medula é suprida por apenas 6 a 8 artérias da raiz medular anterior e cerca de 20 artérias da raiz medular posterior. Este suprimento é organizado em 3 territórios vasculares diferentes [252].

3.3.1.1. A região cervical

O território cervical é irrigado a dois níveis.

➢ Cervical alta (C0 a C3): não há artérias radiculo-medulares e o suprimento é fornecido por 2 artérias espinhais que surgem da terminação de cada artéria vertebral, bem como pelas duas artérias espinhais posteriores.

➢ Cervical média e inferior (C4 a T3): existem normalmente duas artérias medular-radiculares anteriores principais, uma proveniente da artéria vertebral oposta ao forame de conjugação C5C6 ou C4C5 e a outra, conhecida como artéria do bojo cervical, proveniente da artéria cervical profunda e que entra no canal através do forame de conjugação C7T1.

Três a quatro artérias medulares-radiculares posteriores, derivadas da artéria vertebral, irrigam os tratos espinhais posteriores.

3.3.1.2. A região torácica intermédia ou média (T3-T9)

Uma única artéria medular-radicular anterior surge geralmente do ramo dorsospinal da artéria intercostal T4 ou T5, mais frequentemente em

artéria. Esta artéria é frequentemente pequena, e parece haver pouca ou nenhuma possibilidade de ser irrigada. Quatro a nove artérias medulares posteriores irrigam este segmento.

3.3.1.3. A região inferior ou toraco-lombar (T10-L1)

O eixo anterior da coluna vertebral recebe, na maioria das vezes, uma única aferente volumosa: a artéria de Adamkiewiez ou artéria do bojo lombar (Fig. 10). A sua origem está localizada no lado esquerdo em 70% dos casos e entre T9 e L2 em 80% dos casos. émeémeémeQuando a origem da Adamkiewiz é baixa, existe uma artéria medular na raiz torácica 8, 9 ou 10 e, inversamente, quando a sua origem é alta, uma artéria medular adicional segue as últimas raízes lombares ou as raízes sacrais, surgindo de uma artéria lombar ou sacral lateral [63].

Quatro a oito artérias medulares-radiculares posteriores nascem das artérias intercostais e lombares e vascularizam os eixos espinhais posteriores, duas das quais correspondem às artérias espinhais posteriores do cone, geralmente nascendo entre T12 e L3 e anastomosando-se na extremidade do cone com o terminal da artéria Adamkiewiz para formar a ansa anastomótica do cone ou cesto anastomótico do cone.

3.3.2. A rede perimedular e intramedular

A *rede* longitidunal *permedular*, juntamente com a *rede transversal,* forma uma grelha que dá origem às artérias intramedulares.

3.3.2.1. Artérias perimedulares

Estão organizadas em três vias longitudinais distintas (o eixo medial anterior da coluna vertebral e as duas correntes póstero-laterais) (Fig. 12) e em vias horizontais.

• Artéria espinal anterior: a artéria espinal anterior nasce da união de dois ramos descendentes das artérias vertebrais, geralmente ao nível do forame magno, mais raramente ao nível cervical. É possível observar uma duplicação da artéria espinal anterior em quase toda a medula espinal, mas na maioria das vezes estas duplicações só são observadas em alguns centímetros.

A artéria espinal anterior corre na cissura mediana anterior e o seu diâmetro é maior a nível lombossacral do que a nível dorsal, embora sejam possíveis variações a diferentes níveis. O diâmetro da artéria espinhal anterior é maior após a junção com um influxo arterial.

O fluxo sanguíneo na artéria espinal anterior desce geralmente do nível cervical para o nível lombossacral.

• Artérias espinhais posteriores: as duas artérias espinhais posteriores surgem diretamente da artéria vertebral ou das artérias cerebelares posteroinferiores. São geralmente duas artérias tortuosas que descem lateralmente em direção à DREZ, na parte póstero-lateral da medula (Fig. 14).

O fluxo sanguíneo nas artérias espinais posteriores é descendente nas regiões cervical e dorsal e ascendente na região lombossacra.

• Tractos horizontais: os tractos horizontais, também conhecidos como "rede anastomótica coronária perimedular", unem os tractos longitudinais precedentes e formam uma coroa perimedular a partir da qual surgem ramos perfurantes medulares (Fig. 13).

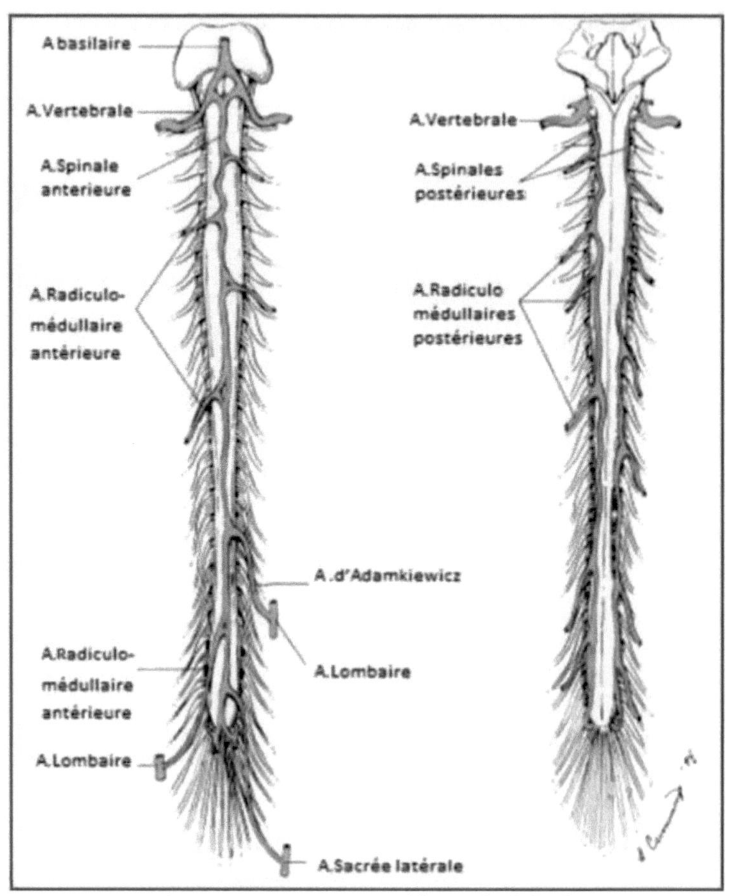

Fig. 12: Suprimento arterial (A: artéria). [92].

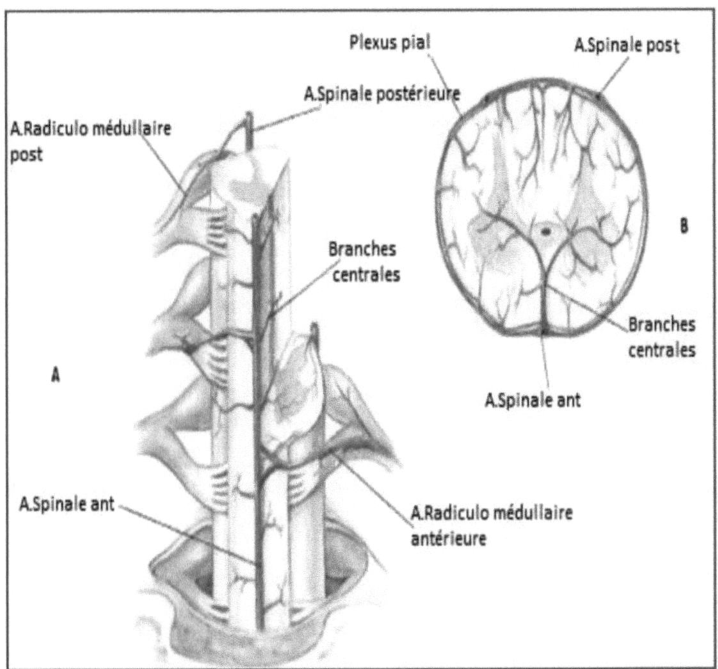

Fig. 13: Organização da vascularização arterial da medula. **A**: Artérias radiculares que irrigam as artérias espinais que dão origem aos ramos centrais. **B**: Territórios vasculares das artérias espinhais anterior e posterior. [92].

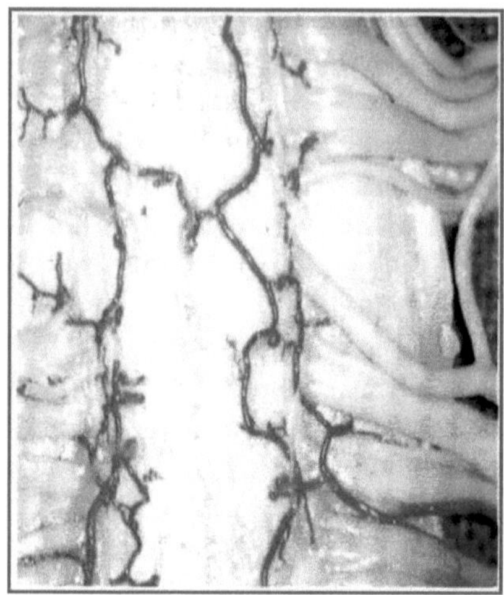

Fig. 14: Vista posterior da medula torácica. As duas artérias espinhais posteriores são visíveis. [79].

3.3.2.2. A rede arterial intramedular

A rede arterial intramedular é constituída por múltiplos ramos perfurantes periféricos e ramos centrais ou sulco-comissurais:

• Múltiplos ramos perfurantes periféricos provenientes da rede pial, que penetram na superfície da substância branca periférica dos cordões anterolateral e posterior.

• Os ramos centrais ou sulco-comissurais (180 a 200 no total) nascem do eixo espinal anterior e penetram horizontalmente no sulco medial anterior, dividindo-se em múltiplos ramos que vascularizam as cordas anteriores e a substância cinzenta, com exceção da parte posterior dos cornos posteriores.

A via espinal anterior vasculariza uma área central fornecida pelas artérias sulco-comissurais, representando 80% da vascularização da medula espinal e incluindo quase toda a substância branca dos cordões anterolaterais, incluindo o feixe piramidal.

Enquanto o território periférico irrigado pela rede pial inclui praticamente toda a substância branca dos cordões posteriores e a substância cinzenta da cabeça do corno posterior, não existem anastomoses na medula, cujos vasos penetrantes são essencialmente vasos terminais.

3.3.3. Eferências venosas

As veias intramedulares e perimedulares e as veias radiculares puras juntam-se às veias espinais longitudinais na superfície ventral e dorsal da medula, a partir das quais o sangue deixa o sector intradural através das veias medular-radiculares para se juntar às veias epidurais.

A veia espinal medial anterior reta corre no sulco medial anterior e recebe colaterais das veias anteriores do rabo-de-cavalo, das raízes lombares e dorsais.

A veia espinhal posterior (Fig. 15) corre nos sulcos posterior e lateral da medula. É formada inferiormente pela união de todas as veias das raízes do rabo-de-cavalo e do filo terminal. Em todos os níveis, recebe veias das raízes, das vênulas da superfície posterior da medula e do cone; é única e mediana nos níveis lombar e cervical, embora no nível torácico se observem duas ou mesmo três veias longitudinais dorsais.

As veias medulo-radiculares anterior e posterior drenam as veias espinais anterior e posterior para os espaços extradurais.

Ao atravessar a dura-máter, estas veias têm um trajeto em forma de chicane, com um calibre mais estreito e uma morfologia modificada, formando um dispositivo anti-refluxo. Em frente aos orifícios de conjugação, drenam para os plexos epidurais espinhais:

- **Na** região cervical, na veia cava superior *através* das veias vertebrais cervicais profundas e das veias jugulares posteriores.

Na região torácica, através das veias intercostais, para a veia ázigos maior à direita e para as veias hemiázigos superior e inferior à esquerda.

- Na região lombar, nas veias lombares ascendentes.

- A nível sacral, nas veias sacral e hipogástrica, juntando-se à veia cava inferior.

As veias espinais anterior e posterior também drenam diretamente, para cima, para os seios cranianos e, para baixo, para a veia do filão terminal.

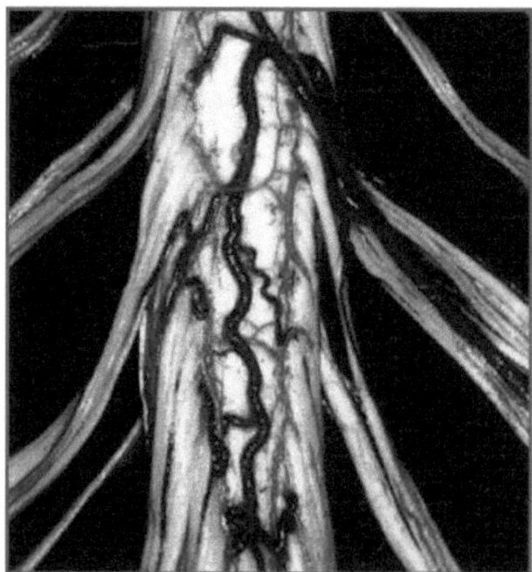

Fig. 15: Vista posterior da medula torácica. Após a abertura da dura-máter, o eixo venoso medial posterior pode ser visualizado. [79].

4. RAÍZES NERVOSAS E NERVOS ESPINAIS

As fibras sensoriais, que possuem gânglios espinais onde se encontram os corpos celulares, entram na medula espinal através das raízes posteriores na DREZ, enquanto as fibras motoras, que contêm os axónios dos neurónios motores (os seus corpos celulares estão localizados na substância cinzenta medular), saem da medula *através das* raízes anteriores na DREZ.

ao nível da superfície ventral correspondente da medula. Existem anastomoses entre as raízes posteriores no espaço subaracnóideo entre segmentos vizinhos em menos de 61% dos casos. Essas anastomoses são muito mais raras entre as fibras das raízes anteriores e só foram identificadas em quase 21% [144]. As raízes posterior e anterior atravessam o espaço subaracnóideo laterocaudalmente e, na maioria dos casos, penetram na dura-máter em bainhas separadas (Figs. 7 e 8).

A aracnoide funde-se com as raízes anterior e posterior vários milímetros medialmente ao gânglio espinhal e funde-se com a manga da dura-máter da raiz [145]. O gânglio da raiz dorsal situa-se posteriormente no forame de conjugação, logo medialmente à junção entre as raízes dorsal e ventral (Figs. 7 e 8).

O tecido conjuntivo, a gordura e as estruturas vasculares rodeiam o nervo espinal no seu orifício de conjugação, sendo o plexo venoso a sua estrutura mais importante.

Existem 31 pares de nervos espinhais que emergem da medula: 8 pares de nervos cervicais (C1 a C8), 12 pares de nervos torácicos (T1 a T12), 5 pares de nervos lombares (L1 a L5), 5 pares de nervos sacrais

(S1 a S5) e 1 par de nervos coccígeos. Os primeiros sete pares de nervos espinais (C1 a C7) emergem do canal vertebral acima das respectivas vértebras cervicais, enquanto a partir de C8 emergem abaixo das vértebras correspondentes (isto deve-se ao facto de existirem 7 vértebras cervicais para 8 pares de nervos cervicais).

Note-se que, a nível cervical, as raízes são praticamente horizontais devido à terminação da medula espinal na vértebra L2; as raízes tornam-se verticais a nível lombossacral, formando a cauda equina.

Para as funções vegetativas dos nervos espinais, existem fibras simpatoaferentes e simpatoaferentes [144].

IV. SEMIOLOGIA

O quadro clínico é caraterístico da fase de estado e inclui uma síndrome de lesão, uma síndrome de sub-lesão e uma síndrome espinal. No entanto, a apresentação clínica da TIM é variável e pode assumir qualquer forma de compressão lenta da medula espinal.

1. DADOS EPIDEMIOLÓGICOS

Os MTI representam 2 a 4% dos tumores primários do sistema nervoso central e 30% dos tumores intradurais intrarraquídeos [206-217]. De acordo com um relatório da Sociedade Francesa de Neurocirurgia (SFNC) [79], a sua incidência é estimada em 4 casos por milhão de habitantes por ano, enquanto nos Estados Unidos é de 6,5 casos por milhão de habitantes por ano [35].

1.1. Idade de início

Os EIM ocorrem mais frequentemente em adultos jovens, com uma idade média entre os 36 e os 43 anos, e são raros em crianças; são mais frequentemente astrocitomas [70-114-183-206-263-265].

1.2. Género

Não existe uma predominância de género; Fischer [79] encontrou uma ligeira predominância masculina, enquanto Issaacson [II4] relatou uma discreta predominância feminina.

2. FISIOPATOLOGIA

Os mecanismos fisiopatológicos que geram os sintomas da compressão lenta da medula são específicos de cada uma das 3 síndromes.

2.1. Síndrome da coluna vertebral

A síndrome da coluna vertebral explica-se pelo sofrimento do sistema osteo-igamentar oposto à lesão em relação a uma deformidade segmentar sintomática (exemplo: cifose sintomática de uma TIM em crianças).

2.2. Síndrome da lesão

A síndrome da lesão é metamérica e corresponde a uma irritação ou compressão da raiz oposta à lesão em questão.

2.3. Síndrome de sub-lesão

A síndrome sub-lesional explica-se pelo sofrimento das vias motoras e sensoriais devido à compressão mecânica da medula espinal pela lesão e/ou à insuficiência circulatória. Este sofrimento exprime-se em todo o território abaixo da lesão. O limite superior da síndrome sub-lesional e a síndrome metamérica lesional designam em conjunto o nível da lesão clínica, um elemento clínico fundamental para a orientação das explorações antes do advento da RM.

3. DIAGNÓSTICO

O diagnóstico de uma compressão da medula espinal requer aconselhamento especializado desde os primeiros sinais clínicos, uma vez que exige tratamento urgente.

3.1. Diagnóstico clínico

O início dos sinais clínicos é geralmente gradual e insidioso, com poucos efeitos incapacitantes ao longo de semanas, meses ou mesmo anos.

O alarme é por vezes dado por problemas motores, principalmente cansaço ao andar, mas na grande maioria dos casos, a dor pode afetar todos os tipos: radicular, cordonal ou espinal.

Um diagnóstico positivo de lesão da medula espinal deve ser feito o mais rapidamente possível, porque a qualidade do resultado, tanto em termos de procedimento cirúrgico como de prognóstico, está diretamente relacionada com a extensão dos danos neurológicos no momento do diagnóstico e do tratamento.

3.1.1. Fase inicial

É nesta fase inicial que o diagnóstico deve ser efectuado, procurando cuidadosamente os sinais relacionados com os três síndromes, que estão mais ou menos inter-relacionados: espinal, lesional e sub-lesional.

3.1.1.1. Síndrome da coluna vertebral

A dor na coluna vertebral deve chamar a atenção se for segmentar, persistente e recidivante durante a noite, mesmo na ausência de dor espontânea:

- rigidez segmentar da coluna vertebral.
- dor localizada à pressão e à percussão dos processos espinhosos.

- deformidade da coluna vertebral, especialmente em idade pediátrica.

Estes sinais não indicam necessariamente a origem óssea da compressão.

3.1.1.2. Síndrome da lesão

A síndroma de lesão tem um elevado valor de localização (os dermátomos essenciais: o nível T1 corresponde ao bordo superior do manúbrio esternal, T4 à linha do mamilo, T6 à ponta do xifoide, T10 ao o mbilicus e L1 ao púbis e às pregas da virilha) e precede a síndroma sublesional. Não há sinais neurológicos acima do nível da lesão.

Sinais subjectivos

As dores radiculares são muito típicas porque cobrem o território de uma ou várias raízes (dor num membro ou dor torácica numa cintura), têm uma topografia precisa, fixa e constante no mesmo doente, são muito agudas quando piscam, são nevrálgicas, rebeldes e impulsivas quando tossem ou fazem esforço. Paradoxalmente, são por vezes acentuadas pelo repouso e pelo decúbito e, quando são nocturnas, impedem o sono (dor em pé). As parestesias são sensações desagradáveis de formigueiro, picadas ou dormência que podem ser sentidas nas extremidades.

Sinais objectivos

Os sintomas dos défices radiculares passam despercebidos na região torácica, mas são muito debilitantes nas regiões cervical e lombar. No mesmo território metamérico radicular que a dor, procure :

- hipoestesia numa banda radicular na zona dolorosa.

- a abolição de um reflexo.

- um défice motor de tipo radicular.

3.1.1.3. Síndrome de sub-lesão

A síndrome sub-lesional é frequentemente discreta nesta fase inicial e apresenta-se geralmente com perturbações motoras, associadas a perturbações sensoriais.

Perturbações motoras

As perturbações motoras apresentam-se frequentemente com vários sinais, nomeadamente :

➢ *Sinais subjectivos:* começam geralmente nos membros inferiores com fadiga motora, dificuldade em correr e depois em andar, por vezes verdadeira claudicação intermitente sem dor, rigidez espasmódica dos membros inferiores. À fadiga segue-se um desconforto motor funcional e, em seguida, um défice motor nos dois membros inferiores, que se instala progressivamente com uma falta de jeito ocasional num membro superior.

➢ *Sinais objectivos*: nesta fase, o exame revela uma síndrome piramidal discreta marcada por uma ligeira diminuição da força muscular, predominantemente nos músculos encurtadores dos membros inferiores. Por outro lado, as alterações dos reflexos são muito importantes e devem ser cuidadosamente investigadas para detetar uma hiper-reflexividade osteotendinosa. Os reflexos cutâneos abdominais estão diminuídos ou abolidos.

Perturbações sensoriais

Tal como as perturbações sensoriais, as perturbações sensoriais também se apresentam com um certo número de sinais, que passamos a apresentar:

➢ *Sinais subjectivos*: dor bilateral posterior da medula em toda a zona sublesada. Trata-se de ataques de dor lancinante (dor num instante, sensação de choque elétrico) ou de parestesias como formigueiros, sensação de estar a ser apertado num torno, sensação de água fria ou quente a escorrer, sensação de caminhar sobre algodão.

Por vezes, a dor é de tipo espinotalâmico: sensações de ardor ou de cozedura sobre um fundo doloroso permanente numa zona de hipoestesia termo-algésica.

Pode haver problemas com a perceção do solo quando se anda descalço, levando a dificuldades na marcha, especialmente com os olhos fechados, e progredindo para uma ataxia sensorial completa.

> *Sinais objectivos*: défice sensorial que afecta todas as modalidades de sensibilidade: cordão posterior (sensibilidade discriminativa) e espinotalâmica (sensibilidade termoalgésica).

A síndrome da medula posterior devida a uma lesão da via lemniscal inclui perturbações das noções de posição e movimento envolvendo aferentes proprioceptivos (as chamadas perturbações da sensibilidade profunda), redução ou perda do sentido das atitudes segmentares, ataxia sensitiva (sinal de Romberg), mão atáxica instável (teste da mão estendida, olhos fechados), falha da preensão cega (dedo no nariz, calcanhar no joelho), diminuição ou abolição do sentido vibratório (palestesia) e perturbações da sensibilidade superficial epicrítica discriminativa fina, perturbações da discriminação espacial, da precisão topográfica (topoestesia) e da avaliação do peso (barestesia). Estas perturbações da discriminação sensitiva podem ser responsáveis pela astereognosia ou pela perda de grafestesia.

A síndrome espinotalâmica causada por uma lesão da via extra-lemniscal implica uma diminuição da sensibilidade termo-algésica, ou seja, da sensibilidade à dor, ao calor e ao frio, e uma sensibilidade tátil protopática.

O limite superior das perturbações é geralmente claro e corresponde ao nível da síndrome da lesão.

Além disso, os problemas sexuais (frigidez, impotência) e os problemas urinários e intestinais (micção urgente seguida de retenção e micção por transbordo, obstipação ou incontinência) podem fazer parte do quadro acima descrito.

3.1.2. Fase avançada

As três síndromes reúnem-se e tornam-se progressivamente mais pronunciadas, e é a intensidade da síndrome sub-lesional que determina a gravidade da doença.

3.1.2.1. Perturbações motoras

A redução da força muscular é avaliada globalmente através da manobra de Barré para os membros superiores e da manobra de

Mingazzini e Barré para os membros inferiores; em certos casos, pode ser necessária uma avaliação segmentar. Por conseguinte, deve ser procurado um défice muscular definitivo através da avaliação da força muscular, que é classificada de 0 a 5 :

0 = Não há contração.

1 = Contração visível sem movimento.

2 = Contração que permite o movimento na ausência de gravidade.

3 = Contração que permite o movimento contra a gravidade.

4 = Contração que permite o movimento contra a resistência.

5 = Força muscular normal.

Assim, podemos encontrar :

Tetra/Paraparesia ou mesmo tetra/paraplegia espástica, em que a marcha se torna difícil ou impossível.

Os reflexos osteotendinosos são agudos, difusos e policinéticos. Existe um clonus da rótula, uma trepidação inesgotável do pé e um sinal de Babinski bilateral.

A hipertonia piramidal é permanente, exagerada pelos movimentos voluntários e predominantemente nos extensores. Os reflexos de defesa são facilmente desencadeados.

3.1.2.2. Perturbações sensoriais

As perturbações sensoriais envolvem todos os modos de sensibilidade, resultando em hipoestesia ou mesmo anestesia, cujo limite superior se aproxima do nível da lesão à medida que a doença progride.

3.1.2.3. Distúrbios esfincterianos e tróficos

As perturbações dos esfíncteres principais, a amiotrofia não utilizável, as escaras, o tromboembolismo e as infecções são complicações que ocorrem numa fase de mielomalácia com tetra/paraplegia flácida completa.

3.2. Formulários clínicos

Distinguimos as formas clínicas em função da localização da lesão, bem como as formas em crianças e as formas de início súbito.

3.2.1. Em altura

Como a semiologia depende da localização da lesão em altura, devemos fazer uma distinção clínica entre as formas cervical, dorsal, lombar e cone terminal.

➢ *A medula cervical*, que se manifesta por tetraparesia e depois por tetraplegia espástica, com outras variações topográficas:
- A junção bulbo-medular é enriquecida pela lesão dos últimos quatro nervos cranianos.
- No nível C4, trata-se de uma paralisia do diafragma devido a uma lesão do frénico, que provoca dificuldades respiratórias, e no nível C2, de uma nevralgia do nervo grande de Arnold.
- A junção cérvico-dorsal pode envolver apenas parcialmente os membros superiores. O envolvimento T1 é responsável pela síndrome de Claude-Bernard-Horner.

➢ A lesão da *medula dorsal* resulta em paraparesia e depois em paraplegia espástica, sendo as únicas variações as referências em altura. A dor radicular associada à compressão dorsal é muito típica da cintura ou da meia cintura. O nível da dor radicular e o limite superior do défice sensorial sub-lesional definem em conjunto o nível da lesão. Por vezes, a dor do síndroma de lesão pode sugerir uma afeção visceral.

> *A medula espinal lombar* e o *cone medular,* incluindo a protuberância lombar que se estende de T10 a L2. Os sintomas incluem paralisia flácida dos membros inferiores (como no síndroma da cauda equina) e síndroma de irritação piramidal com sinal de Babinski bilateral e, sobretudo, bexiga neuro espástica.

3.2.2. Largura

Consoante a localização da lesão em termos de largura em relação aos diferentes cordões e ao centro da medula espinal, distinguimos diferentes quadros neurológicos, que apresentamos de seguida:

- A compressão lateral da medula espinal é responsável pela síndrome de Brown-Séquard, que combina síndrome piramidal e síndrome do cordão posterior no lado da lesão e défice espinotalâmico no lado oposto da lesão.

- A compressão posterior da medula espinal é responsável por uma síndrome da medula posterior que combina dor, sinal de Lhermitte (dor aguda ao longo das costas, desencadeada pela flexão da coluna cervical) e défice sensorial da medula posterior.

- A compressão anterior da medula espinal é responsável por uma síndrome piramidal precoce e por um défice espinotalâmico.

- A compressão centromedular é responsável por uma faixa

suspensa de anestesia termoalgésica, conhecida como "dissociação do tipo siringomielia".

3.2.3. Pinturas agudas

Trata-se de uma emergência extrema, com uma lesão medular importante que ocorre muito rapidamente, por vezes precedida de dores na coluna. Perante esta situação, é essencial procurar a TIM antes de falar de mielite ou mielomalácia.

3.2.4. TIM em crianças

O quadro clínico difere pouco do dos adultos, mas é sempre mais difícil identificar a dor espinal ou radicular. Por outro lado, nas crianças pequenas, a deformação da coluna vertebral, como a escoliose ou a cifose, ou a postura da cabeça, podem ser observadas muito cedo [23].

Ocasionalmente, o TMI pode apresentar-se como hipertensão intracraniana com papiledema ou hidrocefalia secundária ao bloqueio circulatório do LCR. Alguns casos apresentam-se com dor abdominal, necessitando de investigações gastrointestinais extensas antes de se chegar ao diagnóstico de TMI [II7].

As radiografias normais continuam a ser muito úteis porque o TMI nesta idade resulta frequentemente em anomalias ósseas [266].

3.3. Avaliação funcional

São utilizadas várias classificações para a avaliação funcional dos doentes com DMI, sendo a mais utilizada na literatura a classificação de McCormick.

Outras publicações utilizam as classificações de Frankel ou Karnowsky [83-133-206].

Tabela I: Classificação funcional modificada de McCormick [165].

GRAU	DESCRIÇÃO
I	- Sem défice, disestesia mais ou menos mínima. - Funcionamento normal.
II	- Défice mínimo, que não afecta a função. - Funcionamento normal.
III	- Défice sensorial ou motor moderado que afecta a função. - Dificuldade moderada em andar. - Dor intensa que prejudica a sua qualidade de vida. - Manter a independência.
IV	- Défice mais grave. - Deambulação com bengalas e/ou perda significativa da função dos membros superiores. - Necessita de ajuda ocasional.
V	- Défice grave com impossibilidade de caminhar. - Perda de autonomia.

3.4. Diagnóstico diferencial

Perante uma sintomatologia medular, os problemas de diagnóstico já não se colocam da mesma forma que antes da era da RM, quando outras etiologias podiam ser negligenciadas:

- Paraplegia de origem central devida à compressão dos dois lóbulos paracentrais por certos meningiomas da foice do cérebro, quando nenhum sintoma encefálico chama a atenção.

- Na mielite pura, conhecida como "mielite transversa", o início dos sinais neurológicos é variável: o início agudo em menos de 24 horas não é raro, e o défice atinge o seu pico entre 1 e 10 dias em 50% dos indivíduos.

Em um terço dos casos, é detectada uma infeção viral nos dias ou semanas que precedem o início da mielite.

A RM da medula espinal é normal em 40-50% dos casos. A anomalia mais comum é a presença de um ou mais hipersinais nas sequências ponderadas em T2. As sequências ponderadas em T1 podem mostrar um aumento do volume da medula espinal ou um hipo-sinal. As lesões podem aumentar após a injeção de gadolínio. Pode ser observada uma atrofia grave à distância. Para além do tratamento da causa, quando esta existe, o tratamento na fase aguda baseia-se em corticosteróides.

- A anemia de Biermer, que combina perturbações neurológicas com sintomas digestivos, é confirmada por um mielograma que revela uma anemia megaloblástica e por uma diminuição dos níveis séricos de vitamina B12. O tratamento com vitamina B12 melhora os sinais clínicos.

- Atualmente, a esclerose múltipla na medula espinal é confirmada muito mais com base na ressonância magnética da medula espinal e do encéfalo do que com base nos três potenciais e/ou nos critérios biológicos. A imagiologia mostra múltiplas placas disseminadas, susceptíveis de desaparecerem espontaneamente ou sob a influência da terapêutica com corticosteróides.

- A esclerose lateral amiotrófica é uma doença neuromuscular, confirmada pelo estudo EnMG, que revela lesões musculares neurogénicas periféricas.

3.5. Exames complementares

A gestão do TMI sofreu uma verdadeira mudança com o desenvolvimento e o acesso à RM. De facto, a RM é o único exame complementar que se tornou indispensável para o diagnóstico e o acompanhamento do EIM. Os outros exames (raios X, tomografia computorizada, potenciais evocados, arteriografia) continuam a ser amplamente utilizados.

3.5.1. Imagiologia

Os exames radiológicos que podem ser solicitados no âmbito de uma investigação de uma doença da espinal medula são a radiografia normal, a TAC, a mielografia, a arteriografia espinal e a ressonância magnética, esta última que revolucionou, sem dúvida, os métodos de diagnóstico, exceto em caso de contraindicação, caso em que a TAC e/ou a mielografia assumem o seu lugar.

3.5.1.1. Radiografias normais

As radiografias normais continuam a ser realizadas para analisar a morfologia e a estática da coluna vertebral, particularmente do segmento afetado, e para facilitar a localização anatómica do nível correto da lesão no pré-operatório ou no intra-operatório. Em casos raros de TIM de progressão lenta, podemos observar a erosão de um pedículo, ou o escalpe da parede posterior, ou o alargamento do canal espinal. Distúrbios estáticos como a retidão da coluna cervical com desaparecimento da lordose fisiológica podem ser o sinal revelador da DMI, particularmente em crianças [154].

Se for necessário investigar uma recidiva, as radiografias dinâmicas são úteis para excluir uma possível instabilidade iatrogénica, que deve ser tida em consideração.

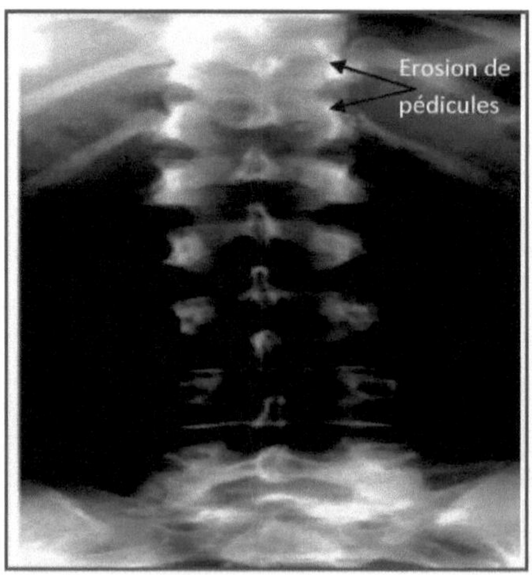

Fig. 16: Radiografia da coluna dorsolombar anterior mostrando a erosão do pedículo. [133].

3.5.1.2. Mielografia, scanner e myeloscanner

A mielografia, a TAC e o mielosscanner estão indicados quando a RM está contra-indicada e/ou não está disponível. São capazes de demonstrar um cordão grande sem argumentos etiológicos. A mielografia é o exame de primeira linha quando o nível de lesão é incerto e na ausência de RM. Identifica o local da compressão. A paragem da progressão do meio de contraste é por vezes sugestiva da etiologia: paragem em forma de ponta de flauta ou aspeto penteado em caso de compressão extradural, paragem em forma de cúpula ou taça em caso de meningioma ou neuroma. Os IMDs são revelados por uma imagem fusiforme. Uma vez determinado o nível, uma mieloscopia centrada no local da lesão pode mostrar um componente quístico, hipodensidade de um lipoma grande, calcificação ou uma área de hiperdensidade na medula após injeção intravenosa de contraste.

3.5.1.2. RMN

A RM é o exame de eleição, graças à sua elevada resolução de contraste e ao seu estudo multiplanar, e é o exame de primeira linha para todos os casos de compressão da espinal medula. Toda a coluna vertebral e a medula são exploradas em sequências sagitais, axiais e, por vezes, coronais, de modo a obter uma avaliação óptima da lesão [26].

- *Sequências T 1*: sequência anatómica que proporciona uma excelente imagem morfológica da medula espinal, da coluna vertebral e dos tecidos moles peri-espinais. Pode mostrar uma grande medula espinal num ou mais níveis, bem como o nível do tumor, que está localizado em relação à coluna vertebral.

- *Sequências T2*: muito sensíveis às anomalias de sinal na medula devido ao efeito mielográfico (hipersinal do LCR). A parte carnosa do tumor é geralmente hipersinal, mas podem também existir hipossinais, por vezes ligados a hemorragias crónicas (depósitos de hemossiderina, produto da degradação da hemoglobina). Os quistos têm sempre hipersinal.

- *A injeção de gadolínio em T1* é essencial para o estudo do IMT. A captação de contraste é um indicador da vascularização do tumor e o tipo de captação de gadolínio (heterogénea ou homogénea) é um fator chave no diagnóstico diferencial de tumores como o ependimoma, o hemangioblastoma ou o astrocitoma, sendo que a captação heterogénea favorece os TMI anaplásicos ou malignos.

- *Cortes axiais*: podem ser utilizados para localizar a largura do TMI na medula em relação ao canal ependimário: central (ependimoma), excêntrico (astrocitoma), anterior (quisto ependimoglial), posterior ou exofítico (hemangioblastoma, cavernoma), ajudando assim a planear a cirurgia. Por vezes, a RM de fluxo pode ser utilizada para diferenciar um quisto tumoral de uma siringomielia, a saturação de gordura (para diagnosticar um lipoma), o flair (para detetar edemas) e a tractografia (para estudar os feixes da medula espinal).

- Nos doentes em risco ou que se sabe serem portadores de doenças genéticas como a *facomatose* (Neurofibromatose: NF ou Von Hippel Lindau: VHL), a RM pode facilmente explorar todo o neuroeixo.

- A RM pode distinguir entre *formações quísticas não tumorais,* como a siringomielia malformativa, que está mais frequentemente associada a uma anomalia da charneira craniocervical, ou cavidades secundárias a traumatismo ou aracnoidite.

Por muito informativa que a análise possa ser, a RM não pode responder a uma questão que é frequentemente colocada antes da cirurgia. O tumor é ressecável? Embora certos sinais sejam sugestivos de uma boa demarcação do tumor, como o realce homogéneo pelo gadolínio ou uma demarcação clara do tecido saudável nas imagens ponderadas em T2, não é possível definir critérios radiológicos que prevejam com precisão a ressecabilidade ou a histologia do TMI. Um estudo preliminar recente [231] sugere que a tractografia por tensor de difusão realizada em 13 TMIs, incluindo 8 ependimomas, 2 linfomas e 3 astrocitomas, é capaz de prever a ressecabilidade dos TMIs e, assim, as imagens foram classificadas em três tipos, dependendo do facto de a trajetória das fibras medulares ser ou não assumida pela lesão; nesta perspetiva, 6/13 das lesões foram consideradas ressecáveis e, no intra-operatório, 7/13 das lesões apresentaram um plano de clivagem.

A fiabilidade desta técnica é considerada substancial [154].

O diagnóstico diferencial com doenças inflamatórias e desmielinizantes é difícil, particularmente com lesões que ocupam pouco ou nenhum gadolínio. Regra geral, as lesões inflamatórias e desmielinizantes nunca ocupam espaço [148]. Em caso de dúvida, exames de RMN próximos, efectuados com algumas semanas de intervalo, revelam lesões lábeis, que levam a diferentes aparências radiológicas no espaço de algumas semanas ou meses. Os tumores nunca mudam de aspeto num período de tempo tão curto [228]. Além disso, nas lesões desmielinizantes, como a esclerose múltipla, as lesões são multifocais e a RMN cerebral revela múltiplas localizações [154].

Outra patologia a ter em conta é a mielopatia pós-radiação, uma complicação rara mas potencialmente grave da radioterapia, que ocorre quando o campo de irradiação inclui a medula espinal. A RMN na fase aguda mostra hipersinal intramedular em T2, associado a edema medular perilesional, com realce pelo gadolínio em cerca de metade dos casos. Numa fase mais tardia, a medula apresenta-se atrófica. Não parece haver correlação entre as manifestações clínicas e a atrofia [228].

3.5.1.3. Angiografia

A angiografia é recomendada por alguns cirurgiões antes da abordagem de certos hemangioblastomas gigantes para uma possível embolização pré-operatória [42].

3.5.2. Exames eléctricos

Com uma taxa de deteção de anomalias superior a 90%, o PES é o principal teste de diagnóstico funcional para a DCL, independentemente da apresentação clínica. Uma anomalia na condução sensitiva ou motora intra-espinal é detetável em mais de 60% dos casos de CCM cervical.

O estudo dos potenciais evocados somestésicos e motores pré-operatórios permite quantificar a lesão neurológica, avaliar a viabilidade da monitorização intra-operatória e acompanhar a sua evolução no pós-operatório [208].

V. O TRATAMENTO

Perante um tumor intramedular, é necessário avaliar a relação risco/benefício entre uma possível operação e uma atitude de espera. O diagnóstico de um tumor, por si só, não constitui uma indicação para cirurgia.

O estado clínico do doente, as características radiológicas e a localização do tumor são factores a ter em conta no tratamento do TMI, caso a caso.

É aceite que o risco de deterioração neurológica é menor quanto menores forem os défices pré-operatórios e, inversamente, maior quanto pior for a condição pré-operatória.

O diagnóstico precoce é vital, uma vez que é raro que os défices já instalados recuperem mesmo após a remoção completa do tumor. No entanto, a cirurgia é muitas vezes isenta de morbilidade grave, sendo esta frequentemente transitória [26133].

Tal como no caso do cérebro, o problema coloca-se no caso dos TMC descobertos acidentalmente. O princípio é, portanto, operar qualquer tumor acessível que apresente um risco clínico e/ou radiológico de progressão ou que apresente um risco elevado de hemorragia espontânea.

1. CIRURGIA

Como em qualquer procedimento neurocirúrgico, o primeiro passo na abordagem de um doente com DMI é definir o objetivo da cirurgia, que a longo prazo é o controlo ou a cura com preservação da função neurológica.

1.1. Considerações anestésicas

O princípio é assegurar uma boa perfusão da medula espinal durante a cirurgia.

Terapia com corticosteróides: não há recomendações, mas vários autores dão altas doses de corticosteróides antes, durante e após a cirurgia [108-109]. No entanto, Woodworth et al [263] referem que um nível de glucose no sangue superior a 170 mg/dl no período peri-operatório é um fator de mau prognóstico funcional.

1.2. Ajudas técnicas

As ajudas técnicas abaixo indicadas tornam as operações cada vez menos arriscadas, nomeadamente em termos de prognóstico neurológico.

1.2.1. Microscópio

Os microscópios e os instrumentos microcirúrgicos estão a tornar-se cada vez mais sofisticados e são agora indispensáveis na prática da cirurgia IMT.

Um microscópio operatório é essencial para a remoção de IMDs, especialmente porque o plano de clivagem é difícil de distinguir e a zona de transição tumor-molécula só pode ser identificada ao microscópio.

1.2.2. Aspirador cirúrgico ultrassónico

O desenvolvimento e a aplicação do aspirador ultrassónico

contribuíram significativamente para a cirurgia da medula espinal. A aplicação direta da ponta vibratória de alta frequência ao tecido tumoral provoca a sua cavitação, rutura e fragmentação. O tecido fragmentado, embebido em líquido de irrigação, é então aspirado através da ponta oca [80].

1.2.3. Ultrassom

Como complemento da RM, é utilizada de forma estéril trans-dural ou sub-dural. A ecografia confirma a adequação da laminectomia ou laminotomia para exposição e ajuda a diferenciar os tumores sólidos dos quistos associados (intra-tumorais e satélite). Estas imagens podem ajudar a aproximar a natureza do tumor; os ependimomas, por exemplo, tendem a ser uniformemente ecogénicos e têm uma localização central e simétrica, em contraste com os astrocitomas que são relativamente isoecóicos, excêntricos e apresentam frequentemente um eco heterogéneo (focos de calcificações ou quistos tumorais) [127160-173].

O ecodoppler fornece informações hemodinâmicas e determina a vascularização de certos TMIs vasculares [86]. A imagem de ultrassom é útil no planejamento da mielotomia e na abordagem do tumor: se houver cistos satélites, a mielotomia é iniciada na junção cisto-tumoral, mas, se isso não for possível, a mielotomia é realizada na maior parte do tumor, onde o risco de lesão das cordas posteriores é mínimo. Por fim, a ecografia ajuda na ressecção radical dos TMI: um sinal anormal persistente ou um quisto intratumoral que não tenha colapsado levam o cirurgião a prosseguir com a ressecção.

1.2.4. O laser

Os lasers são utilizados na cirurgia MIPT para conseguir uma remoção de alta precisão do tumor com um traumatismo mínimo (térmico e mecânico) do tecido nervoso circundante. Existem diferentes tipos de laser, dos quais o dióxido de carbono e o Neodymium Yttrium Aluminum Garnet (Nd: YAG) são normalmente utilizados [16]. O cirurgião pode mover o feixe de laser em torno do campo operatório e a fonte de luz concentrada realiza a mielotomia com dispersão mínima e extrema precisão, reduzindo os danos aos cordões posteriores [102]. Pode ser usado para dissecar ou vaporizar tecido tumoral firme, particularmente lipomas, que podem ser reduzidos com pouco sangramento a dimensões difíceis de alcançar com outras técnicas [120].

1.2.5. Monitorização de potenciais evocados

A monitorização neurofisiológica intra-operatória tornou-se um procedimento padrão para otimizar a ressecção do tumor e minimizar a morbilidade neurológica [12]. A sua utilização requer conhecimentos neurofisiológicos por parte do cirurgião e a presença de uma equipa de monitorização capaz de manusear o equipamento necessário.

O papel dos potenciais evocados é detetar danos iminentes, reversíveis e/ou reparáveis no intraoperatório, alertando o cirurgião para adaptar a sua estratégia operatória de modo a evitar défices neurológicos pós-operatórios.

Inicialmente, apenas o PES era monitorizado, mas fornecia pouco ou nenhum reflexo em tempo real da integridade funcional das vias motoras, com falsos negativos [124]. A monitorização combinada de PES e PEM tornou-se quase sistemática devido à possibilidade de lesões selectivas, quer somato-sensoriais quer motoras [222].

1.2.5.1. Anestesia

Particularmente na EMP, a anestesia é mantida por infusão constante de propofol (100-150g/kg/min) e fentanil (1g/kg/h). O óxido nitroso não deve exceder 50%. Os relaxantes musculares de ação rápida são utilizados apenas para a intubação traqueal e devem ser evitados a partir daí, juntamente com o halogéneo e o curare [221].

1.2.5.2. Potenciais evocados somatossensoriais

A PES explora as vias proprioceptivas lemniscais através dos cordões posteriores da medula espinal, proporcionando uma monitorização quase contínua. A estimulação é realizada no nervo mediano no pulso e no nervo tibial posterior no tornozelo, e os registos corticais e subcorticais da PES são recolhidos utilizando eléctrodos em saca-rolhas inseridos no couro cabeludo (Fig. 17a) [144bis-204].

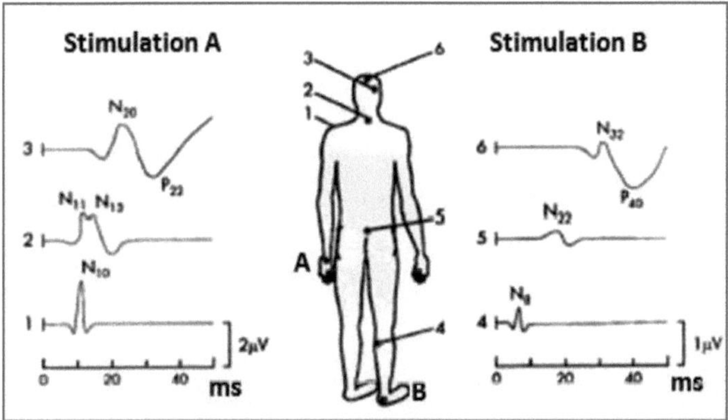

Fig. 17a: Potenciais evocados somatossensoriais. No **centro,** locais de estimulação

e pontos de recolha escalonados. ^{ème}**À esquerda**, estimulação do nervo mediano no pulso (A), recolha faseada ao nível do plexo braquial (1), da sétima vértebra cervical (2) e da região parietal lateral (3). **À direita,** estimulação do nervo tibial posterior no tornozelo (B), recolha faseada ao nível da fossa poplítea (4), da região lombar (5) e da região parietal central (6). Os diferentes componentes da resposta são denominados de acordo com a sua polaridade (N, negativo; P, positivo) seguidos da sua latência média (expressa em ms). As velocidades de condução sensitiva periféricas são calculadas a partir das respostas 1 e 4, e os tempos de condução centrais pelas diferenças N20 - N13, e P40 - N22. [144 bis].

1.2.5.2. Potenciais evocados motores

Os potenciais evocados motores utilizam a via motora piramidal, mas apenas permitem uma monitorização descontínua ou "on-demand". A sensibilidade dos PEMs em relação aos défices motores pós-operatórios é próxima de 100% e a sua especificidade é de cerca de 90%. Os PEM são, portanto, um bom reflexo da "realidade clínica" [137]. São obtidos por estimulação eléctrica transcraniana do córtex motor. Uma técnica baseada na utilização de "combinações de estímulos" permite o registo EMG das respostas musculares, e "estímulos únicos" permitem o registo de ondas -D epidurais a jusante do local da cirurgia (Fig.17b).

1.2.5.3. Interesse

A monitorização permite a identificação do sulco mediano posterior e, sobretudo, a deteção de anomalias de condução nos PEM e no SEP.

➤ *Localização do sulco mediano posterior*: os eléctrodos montados em fio são colocados transversalmente sobre a medula posterior para registar as ondas PES. O sulco mediano está localizado a meio caminho entre dois picos de amplitude do PES em ambos os lados, onde as respostas estão ausentes ou são mais fracas [171204].

➤ Sinais ou critérios de alarme: aparecem quando são introduzidas modificações nos registos, PES e PEM.

- SFE: Uma diminuição de 50% na amplitude e/ou um aumento de 10% na latência são considerados significativos, e devem levar a uma mudança na localização da mielotomia. Em geral, a preservação do SFE é fortemente recomendada; no entanto, a perda do SFE durante a mielotomia não é um critério para interromper a cirurgia [28-138].

- PEM: Estes registos fornecem informações específicas e semi-quantitativas sobre a integridade funcional das fibras de condução rápida do feixe corticoespinal. São essenciais para estabelecer critérios de alerta e prever o prognóstico [59-81-222]. Qualquer aumento significativo da latência ou diminuição líquida da amplitude deve levar o paciente a suspender a operação, identificar o procedimento agressivo e ajustar a cirurgia.

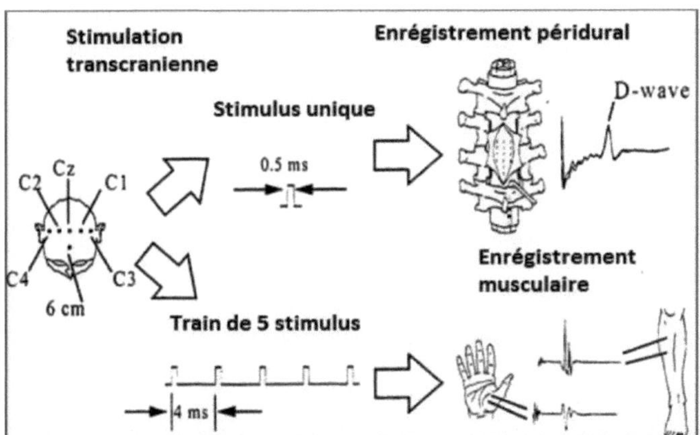

Fig.17b: Potenciais evocados motores: **Esquerda**: ilustração esquemática mostrando o posicionamento dos eléctrodos para a estimulação eléctrica transcraniana do córtex motor. **Em cima, à direita**: esquema do posicionamento do elétrodo epidural a jusante da lesão para monitorizar o sinal (onda D) que atravessa o local da cirurgia após um único estímulo. Em **baixo, à direita**: registo dos mMEP distais aos músculos distais após um curto período de estimulação

eléctrica. [222].

1.3. A abordagem TIM

A abordagem do TMI é quase exclusivamente posterior, e é geralmente efectuada em posição prona. Devem ser tomadas todas as precauções para assegurar que o abdómen está livre para facilitar o retorno venoso, de modo a limitar a hemorragia venosa epidural.

No caso dos tumores cervicais e cérvico-dorsais, a posição semi-sentada, para equipas de anestesistas experientes e familiarizadas, pode ser muito confortável para o cirurgião, pois oferece vantagens consideráveis, nomeadamente um campo operatório limpo e fácil de manter em permanência por simples irrigação, sem ter de recorrer a aspirações frequentes, fonte adicional de traumatismo medular.

O nível da lesão é identificado no intra-operatório sob controlo fluoroscópico, ou por vezes previamente, através de radiografias normais da coluna vertebral, centradas no local da lesão.

A incisão da pele é medial e, depois de todos os arcos vertebrais estarem expostos, é efectuada a laminectomia ou laminotomia (Fig. 18) com o uso de roedores ou craniótomo. A gordura e as veias epidurais são frequentemente comprimidas e deslocadas lateralmente pela TIM, e as veias não começam a sangrar até que o tumor tenha sido reduzido volumetricamente.

Por vezes, uma abordagem minimamente invasiva é suficiente para pequenos EIMs lateralizados [20-155-190]. Yasargil et al [268] utilizaram hemilaminectomias para abordar hemangioblastomas. A vantagem desta abordagem é a preservação dos ligamentos posteriores na linha média e das lâminas no lado oposto.

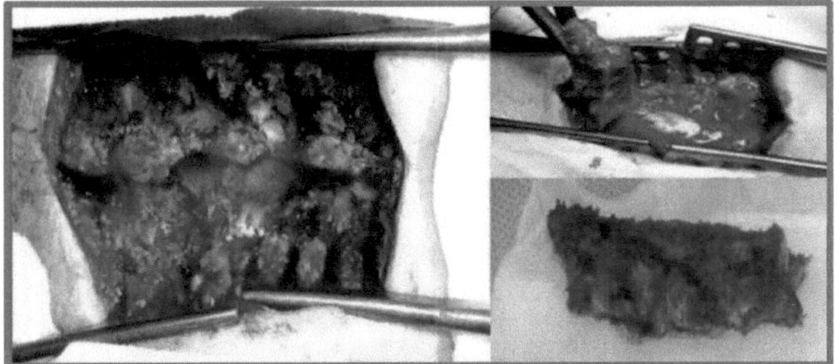

Fig. 18: Exposição das arcadas posteriores e laminotomia.

A dura-máter é aberta ao longo da linha média e os seus bordos são suspensos lateralmente sob tensão, mantendo assim a exposição da medula e, ao mesmo tempo, a hemostase epidural autostática (Fig. 19).

A membrana aracnoide e os seus septos são cuidadosamente dissecados para evitar danos nos pequenos vasos e tensão na medula.

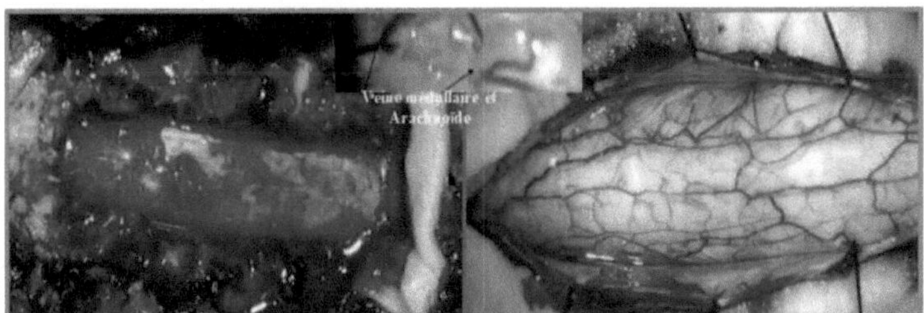

Fig. 19: Exposição, abertura e suspensão da matriz ao microscópio operatório.

1.3. Remoção do tumor (Fig. 19)

A medula espinal é inspeccionada para detetar sinais de foco tumoral, tais como descoloração, inchaço, torção, hemorragia ou aspeto venoso tortuoso. O ultrassom nesta fase é de grande ajuda para verificar

se há exposição suficiente e adequada antes de iniciar a mielotomia [127].
A mielotomia é realizada no sulco medial posterior, que pode ser difícil
de identificar devido à distorção da superfície posterior da medula (Fig.
20, 22). Neste caso, o sulco acima e abaixo do tumor e/ou as raízes
posteriores de ambos os lados devem ser identificados.

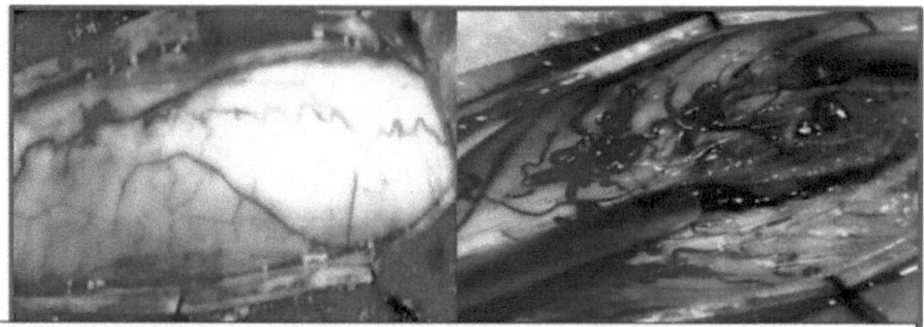

Fig. 20: Aspeto da superfície posterior da medula espinal.

A coagulação da superfície medular deve ser evitada, uma vez que
pode levar a problemas sensoriais significativos.

Enquanto a mielotomia é geralmente realizada em toda a extensão da
massa tumoral [245], alguns autores preferem as mielotomias
intermitentes, realizadas com faca de diamante ou microtesoura, ou
mesmo com o laser, para cortar a "torta-mãe" [34] ; a abertura é
completada pela simples separação dos cordões com micro-
instrumentos, o que torna o termo mielotomia inapropriado, pois trata-
se muito mais de uma separação, já que uma fina estrutura fibrosa para
onde convergem pequenos vasos, e que pode servir como um bom guia
para o cirurgião, separa a medula em duas metades [72]. De seguida, os
bordos da mielotomia são suspensos da dura-máter com sutura 6-0, para
manter a medula aberta e minimizar a sua manipulação durante a
remoção do tumor, e para proteger as superfícies laterais da medula
espinal de lesões (Fig. 21). Isto pode, subsequentemente, facilitar a

determinação do plano de clivagem depois de o tumor ter sido esvaziado, com exceção do hemangioblastoma, que tem de ser removido como um bloco único [108-228].

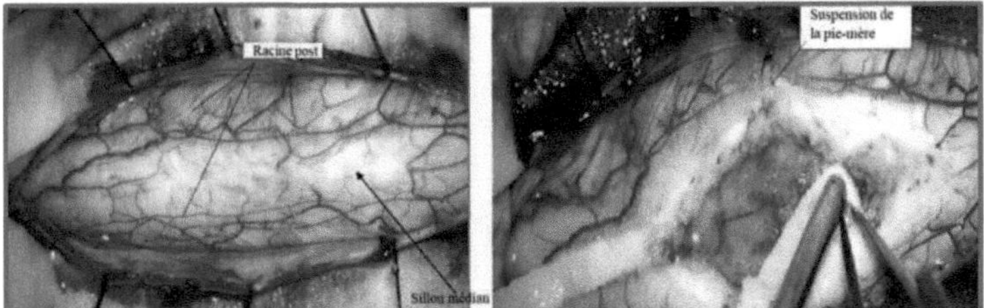

Fig. 21: Suspensão da mielotomia e demonstração da lesão

Dependendo da consistência do tumor e da sua vascularização, a redução volumétrica é efectuada passo a passo por coagulação e morcelação ou por CUSA e, em alguns casos, por laser [102]. Uma vez obtida a retração do tumor, a dissecção é iniciada seguindo o plano de clivagem a toda a volta (Fig. 23), com exceção dos TMI infiltrados, que exigem que o cirurgião permaneça o mais possível no interior do tumor e que pare a excisão quando a zona de transição entre o tecido tumoral e a medula se tornar incerta.

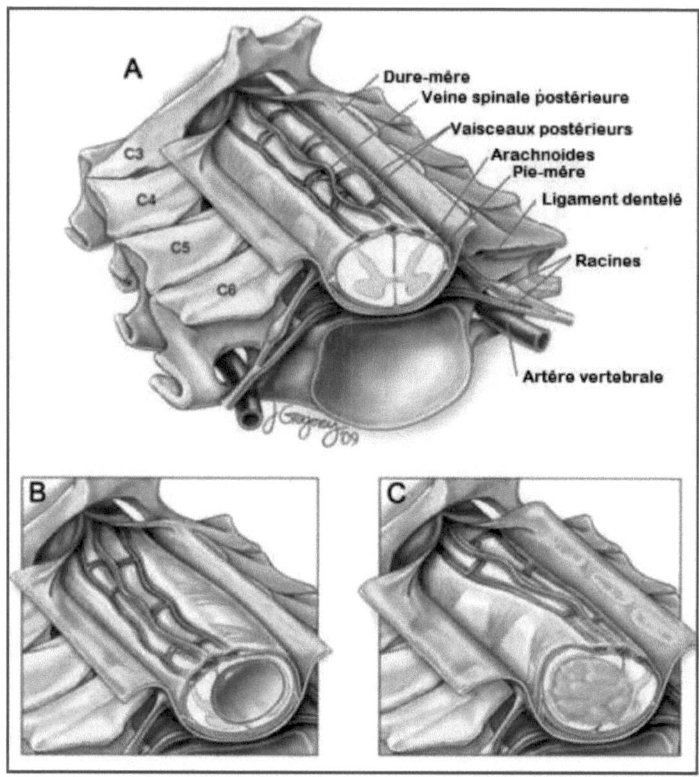

Fig. 22: Ilustração da anatomia da superfície dorsal da medula espinal. **(A)** Medula normal com o sulco medial no meio das colunas posteriores. **(B)** Rotação e alargamento da medula secundária a uma syrinx. **(C)** Distorção do sulco medial secundária a uma TIM. [58].

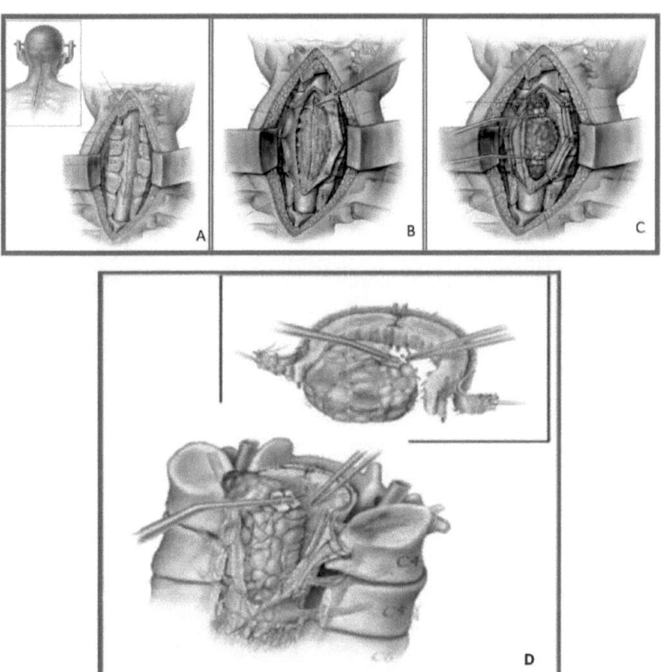

Fig. 23: Técnica de ressecção TIM. **(A)** Laminectomia. **(B):** Abertura mediana e suspensão da dura-máter, depois acesso à superfície posterior da medula através da dissecção da aracnoide. A mielotomia é mediana. **(C):** Ligeira tração sobre a dura-máter para facilitar a dissecção do bordo tumoral no centro e nos pólos. **(D)** : O plano de clivagem entre o tumor e o tecido nervoso é geralmente individualizável no hemangioblastoma, no ependimoma e no astrocitoma pilocítico. Depois de completar a dissecção lateral e nos pólos do tumor, a parte ventral do tumor é dissecada e depois ressecada com tração suave; os vasos de alimentação são coagulados e cortados. [11] [85].

Qualquer que seja a natureza do tumor, o plano de clivagem entre o tumor e o tecido saudável é decisivo para toda a exérese. A ausência de um plano de clivagem deve ser tratada com precaução e o procedimento não deve ser radical, especialmente se o aspeto macroscópico e/ou a histologia extemporânea forem favoráveis a um TMI maligno e/ou infiltrativo.

Nas lesões vasculares, como o hemangioblastoma e o cavernoma, a coagulação da superfície do tumor abre o plano de clivagem. Em doentes que foram irradiados, foi criado um plano gliótico pela radioterapia, o que pode dificultar muito a dissecção e a identificação de um plano de clivagem correto; a possível presença de uma siringe polar ajuda a delinear claramente os limites do tumor [22-78]. Uma hemorragia antiga facilita a dissecção, mas uma hemorragia recente pode dificultar ou impossibilitar a identificação do plano de clivagem, pelo que não deve ser tentada uma ressecção radical.

Deve ter-se o cuidado de identificar os vasos de alimentação dos tumores que necessitam de ser coagulados e seccionados, particularmente nos ependimomas, em que as artérias de alimentação importantes surgem da artéria espinal anterior. A dissecção deve minimizar qualquer tensão excessiva sobre estes vasos de alimentação para evitar qualquer comprometimento desta importante artéria. Isto é frequentemente conseguido mudando a zona de dissecção da esquerda para a direita, para cima e para baixo e *vice-versa*. O ultrassom intra-operatório é um auxílio valioso na avaliação da qualidade da excisão [37-209]. A maioria dos quistos polares são geralmente não-tumorais e requerem uma drenagem simples [165].

No final da operação, a remoção é completa na maioria dos tumores benignos não invasivos. A hemostase meticulosa é assegurada por uma simples compressa de algodão e pelo cirurgicel, que será retirado posteriormente, uma vez que a coagulação do leito operatório não é altamente recomendada. A dura-máter é fechada com pontos separados, utilizando um fio muito fino, e a dura-máter é suturada hermeticamente, se necessário, com uma plastia dural para o alargamento.

No caso da Iaminotomia, o bloco osteoligamentar é recolocado no lugar e fixado com mini-placas não ferromagnéticas [133], tendo o cuidado de não comprimir a medula espinal; em seguida, os planos músculo-aponeurótico e cutâneo são selados para evitar a fuga de LCR.

1.4. Cirurgia em duas fases

Relatada pela primeira vez por Elsberg [103] em 1910, a cirurgia em dois estágios é atualmente indicada principalmente para astrocitomas de baixo grau, infiltrativos e extensos. [ème]A mielotomia deixada aberta durante o primeiro estágio da cirurgia permitirá a liberação espontânea do tecido tumoral por pressão intra-parenquimatosa, facilitando a dissecção e a remoção do tumor durante o segundo estágio.

1.5. Cirurgia iterativa

Nos casos de recidiva, a dissecção da cicatriz epidural é difícil. O princípio é iniciar a dissecção numa área saudável, a montante ou a jusante da primeira abertura, ampliando a laminectomia para identificar a dura-máter saudável.

Se a operação anterior envolveu uma laminotomia, a exposição da dura-máter é mais fácil. Como as áreas de aderência ao cordão posterior estão geralmente logo abaixo da linha de sutura, a dura-máter é consequentemente aberta lateralmente e a sua suspensão deve ser cautelosa devido às aderências ao cordão e aos seus vasos. Na medida do possível, a aracnoide é aberta separadamente. Em algumas recidivas, é mesmo difícil distinguir entre a aracnoide e a superfície da medula espinal. O sulco medial posterior situa-se a meio caminho entre as raízes posteriores. Dependendo das imagens de ultrassom, pode ser necessário estender a mielotomia para completar a mielotomia.

ressecção completa. O encerramento dural será efectuado com uma plastia de alargamento para evitar a formação de aderências adicionais.

2. TRATAMENTOS ADJUVANTES

O tratamento de eleição para os MCT continua a ser a cirurgia para remover completamente o tumor. A biopsia seguida de radioterapia e/ou quimioterapia já não é uma opção para os MCT benignos.

2.1. Radioterapia

Os TMI malignos de alto grau (graus III e IV da OMS) tendem a ter uma elevada taxa de recorrência local e à distância em todo o neuroeixo, o que levou vários autores a defender a radioterapia cranioespinal, que pode melhorar o controlo local do tumor e a sobrevivência global [1-4176-114-135-150-232-240-272].

Se não for possível obter uma exérese completa, a radioterapia foi recomendada por alguns autores para os ependimomas [40-111-216-232] e os astrocitomas [77-101-111], enquanto Chigasaki, Epstein, Roux et al [40-73-216] negam qualquer efeito benéfico para os astrocitomas e Mork, McCormick et al [165-180] para os ependimomas. Parece que doses efectivas superiores a 40 Gy são simultaneamente tóxicas para o tecido medular [84].

A eficácia da radiocirurgia nos EIM benignos ainda não foi

estabelecida. Ryu et al [203-218] apresentaram uma série de sete pacientes com ependimomas e hemangioblastomas: dois melhoraram, quatro permaneceram estáveis e um paciente morreu após uma sobrevida de 2 anos.

Colnat-Coulbois et al [47] relataram um caso de astrocitoma pilocítico quístico intramedular tratado por cirurgia e 2 injecções intracavitárias de rénio 186, tendo conseguido a estabilização do quisto, com efeitos secundários menores e uma melhoria espetacular dos défices neurológicos.

2.2. Quimioterapia

O papel da quimioterapia nos tumores de alto grau continua por determinar [13-181]. A quimioterapia como adjuvante do tratamento cirúrgico do TMI é de interesse na população pediátrica devido aos efeitos deletérios da radioterapia [17]. Chamberlain relatou os resultados de um estudo prospetivo de 10 ependimomas recorrentes tratados com etoposide oral. Foram efectuados exames de RMN de acompanhamento de 8 em 8 semanas entre os ciclos de quimioterapia. erApós o primeiro ciclo de etoposido, 3 doentes apresentaram progressão da doença, 2 doentes apresentaram uma resposta parcial e 5 doentes mantiveram-se estáveis. A duração média da estabilidade foi de 15 meses [36].

Em 1997, Allen et al [6] apresentaram os resultados de um estudo prospetivo do protocolo "8-em-1" em 13 crianças operadas a astrocitomas intramedulares de alto grau, inscritas no protocolo 945 do Children's Cancer Group (CCG). Aos 5 anos, 7 crianças ainda estavam vivas, 5 com doença estável e 2 curadas. Embora os resultados fossem favoráveis em comparação com outros estudos, era impossível atribuir apenas a este protocolo de quimioterapia os seus bons resultados.

3. RESULTADOS

A monitorização electrofisiológica intra-operatória é uma ferramenta muito útil para otimizar a qualidade da excisão e reduzir o risco de complicações neurológicas graves (paraplegia, tetraplegia) [164-221-222].

3.1. Qualidade da excisão

A avaliação neurorradiológica da taxa de ressecção é muitas vezes difícil no período pós-operatório imediato devido a variações na captação de gadolínio da remodelação, que é difícil de diferenciar dos restos tumorais [237].

Com a introdução do microscópio operatório, a taxa de ressecção completa (todas as histologias combinadas) aumentou significativamente. Para Yang et al [265], a ressecção foi total em 69%, subtotal em 17,8% e parcial em 13,2%; para Klekamp et al [133], a ressecção foi total em 53%, subtotal em 32% e os restantes 15% foram submetidos a descompressão e biopsia ou cistostomia com ou sem drenagem.

A excisão total nunca deve ser um objetivo em si, especialmente quando não existe um plano de clivagem, sobretudo nos gliomas infiltrantes, e/ou quando o cirurgião não tem experiência.

3.2. Resultados clínicos

O resultado pós-operatório imediato depende principalmente do estado neurológico pré-operatório, da localização do tumor e da experiência do cirurgião, mas é pouco influenciado pela histologia. A qualidade da excisão tem pouca influência no resultado pós-operatório a curto prazo. Klekamp et al [133] registaram um agravamento neurológico transitório em 44% dos TMI operados. O regresso ao estado pré-operatório durou de alguns dias a alguns meses. A causa deste agravamento foi atribuída a edema ou alteração da hemodinâmica da medula espinal.

Na série de Sandalcioglu et al [224], aproximadamente dois terços dos pacientes melhoraram ou permaneceram estáveis, enquanto o terço restante piorou. O TMI torácico está associado a uma maior morbilidade. A dor pode diminuir após a excisão, enquanto as disestesias geralmente permanecem inalteradas, e os défices sensoriais tendem a piorar [133 -224].

A qualidade da excisão pode desempenhar um papel indireto nos resultados a longo prazo devido à evolução e crescimento do tumor, o que levará a piores resultados clínicos mais tarde. Segundo Yang et al [265], observa-se uma melhoria da função neurológica em 70% dos doentes, um *status quo* em 19,5% dos casos, um agravamento em 4% e 6,3% de morte por recidiva do tumor.

3.3. Mortalidade

A mortalidade cirúrgica no primeiro mês situa-se entre 1,1 e 6,3%, principalmente devido a problemas respiratórios [133-265].

3.4. Complicações

As complicações atribuídas à cirurgia de TMI podem ser divididas em duas partes: complicações precoces e complicações tardias.

3.4.1. Complicações a curto prazo

De acordo com o National Inpatient Sample (NIS), a taxa de complicações é de 17,5% [199]. As complicações mais frequentemente relatadas são urinárias ou renais, hemorragia pós-operatória ou hematomas, complicações pulmonares, fístula liquórica, infeção da ferida, edema da coluna vertebral e psicose aguda [48-79-133-224].

3.4.2. Complicações tardias

As complicações tardias consistem principalmente em instabilidade vertebral e mielopatia pós-cirúrgica.

- *Instabilidade*: esta complicação é mais frequente em situações de baixa pontuação funcional pré-operatória, em localizações toracolombares e em idade pediátrica [166-167-168-267]. A deformidade pós-laminectomia é observada em 24 a 40% das crianças operadas por TIM [109-157-247] e em 66% das crianças para Jallo et al [117], 35% das quais necessitaram de estabilização. Klekamp et al [133] não observaram nenhum caso numa série maioritariamente de adultos. A reinserção de lâminas com mini-placas é fortemente recomendada, ou mesmo obrigatória, particularmente em crianças [i0-i8i-239]. Além disso, a atrofia e a desnervação muscular da coluna vertebral podem, por si só, induzir instabilidade e, por vezes, até agravar as deformidades vertebrais já presentes antes da cirurgia.

- *Mielopatia*: um número significativo de doentes desenvolve uma síndrome disestésica pós-operatória, caracterizada por sensações desagradáveis, ardor e dor; por vezes, pode observar-se uma deterioração neurológica progressiva devido à mielopatia, na ausência de recidiva do tumor [133]. A etiologia desta mielopatia não é clara e está provavelmente ligada a vários factores; Greenwood [91] atribuiu-a à gliose, Peker [201] à extensão da mielotomia; enquanto que para Hoshimaru [107], Raco et al [206] a culpa é da medula pós-fixada após fibrose cicatricial da aracnoide.

3.5. Recidiva do tumor e recidiva clínica

Para além da recidiva do tumor, outros mecanismos podem levar à deterioração clínica pós-operatória.

Globalmente, a taxa de recorrência do tumor é de 24% e 26% após 5 e 10 anos, respetivamente [90]. Klekamp et al [133] referem que, após a ressecção completa, as taxas de recorrência local são de 3%, 8% e 13% após 1, 5 e 10 anos, respetivamente; e que a ressecção completa de MCT malignos de baixo grau com localização cervical e torácica alta são factores de baixas taxas de recorrência. No entanto, a diferença entre a recorrência local de tumores benignos e malignos é significativa: nos tumores benignos, a taxa de recorrência é de 9% e 18% após 1 e 5 anos, respetivamente, enquanto nos tumores malignos é de 44% e 68%, respetivamente [90]. Por outro lado, os factores que predispõem à estabilização clínica a longo prazo são a exérese completa, a localização elevada do tumor e a ausência de medula pós-fixada [133].

5. SOBREVIVÊNCIA

A sobrevivência mediana livre de progressão está correlacionada com a qualidade da excisão e a histologia (Fig. 17); assim, os MIPT com um plano de clivagem, tumores benignos ou malignos de baixo grau, como o hemangioblatoma e o ependimoma II, têm a sobrevivência mediana livre de progressão (PFS) mais longa [83].

Klekamp et al [133] encontraram uma taxa de sobrevivência pós-operatória de 87% a 1 ano, 76% a 5 anos e 73% a 10 anos. A sua análise mostrou que um baixo grau histológico, a ausência de recorrência, a ausência de aracnoidite, uma boa pontuação funcional pré-operatória e uma longa história pré-operatória estavam todos associados a uma longa sobrevivência.

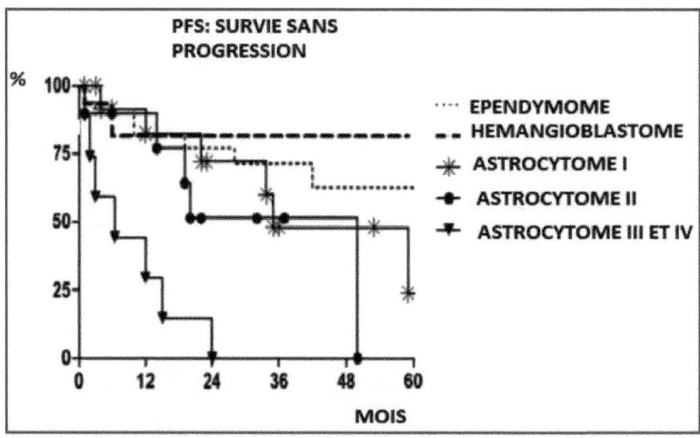

Fig. 24: PFS em função do tipo de tumor[83].

VI. ENTIDADES PATOLÓGICAS

Para compreender melhor os EIM, este capítulo debruçar-se-á sobre as várias entidades histológicas, com os seus diferentes aspectos diagnósticos e terapêuticos. Serão abordados sucessivamente os ependimomas, astrocitomas, hemangioblanstomas, cavernomas, metástases, harmatomas, melanocitomas e muitos outros.

1) EPENDIMOMAS

O ependimoma é um tumor do sistema nervoso central cujo componente essencial consiste em células derivadas do ependima do ducto medular central, descrito pela primeira vez em 1863 por Virchow e definido como uma entidade histológica distinta por Bailey e Cushing em 1926 [153].

Os ependimomas são os EIM mais comuns, a maioria dos quais são benignos e bem limitados, permitindo uma ressecção completa sem grande deterioração funcional [12].

1.1. Epidemiologia

De acordo com o CBTRUS (Central Brain Tumor Registry of the United States), a incidência de ependimomas é de 0,06/100.000/ano, representando aproximadamente 45% dos TMI e mais de 60% dos tumores gliais intramedulares [35-228].

Nos adultos, estes são os DMI mais comuns (50 a 60%), com um pico de idade entre os 42,8 e os 46 anos, e uma ligeira preponderância do sexo masculino em 55 a 67% dos casos [2 -22-141-228].

1.2. Semiologia clínica

Os sinais clínicos desenvolvem-se geralmente de forma lenta e insidiosa. O tempo até ao diagnóstico é frequentemente longo, maior ou igual a 1 ano em 56% dos casos, e varia entre 30 e 40 meses [22-96-133-141]. O agravamento é progressivo, mas foram registadas formas brutais [2].

Não existe evidência clínica que diferencie o ependimoma de outros processos intramedulares lentamente progressivos. O início dos sinais clínicos parece ser mais insidioso e mais lento do que nos astrocitomas.

O quadro clínico combina dor, perturbações sensório-motoras e perturbações dos esfíncteres em diferentes graus.

1.3. Imagiologia por ressonância magnética

Classicamente, a lesão aparece na RM (Fig. 21) como um alargamento do cordão medular, que é claramente visível nas sequências T1. O tumor tem frequentemente uma localização central e é bem limitado. A caraterística mais consistente é a natureza hiperintensa das lesões nas sequências T2. Em T1, o comportamento do tumor é menos regular; é mais frequentemente isointenso (70%) ou ligeiramente hipointenso (27%), mas pode, em casos raros, ser hiperintenso (3%). Após a injeção de gadolínio, o contraste parece ser 100% sistemático [178-246] e 80% para Brotchi [27]. Para Sun et al [246] o realce pelo contraste é homogéneo em 75% dos casos e heterogéneo em 25%; enquanto Miyazawa e Mork [178-180] consideram que o tipo de realce é variável.

Um quisto está muito frequentemente associado à porção carnosa e é encontrado em 90% dos casos em Miyazawa, 61% em Sun e 54% em Chang [38-178-246]. Este quisto pode ser intratumoral, unipolar ou bipolar.

O quisto é sempre hipointenso em T1 e hiperintenso em T2. Miyazawa relata que em 65% dos casos o sinal intracístico é diferente do sinal do LCR [178].

Globalmente, a lesão parece estar perfeitamente circunscrita em 70-80% dos casos. A existência de estigmas hemorrágicos intratumorais e uma área hipointensa em ambos os pólos da porção carnosa foram considerados sinais radiológicos a favor de um ependimoma (sinal do manguito) [27]. A lesão localiza-se mais frequentemente na coluna cervical em 41,5 a 92% dos casos, depois na coluna torácica em 8 a 28% dos casos e mais raramente na coluna lombar em 0 a 17% dos casos [2-178-246].

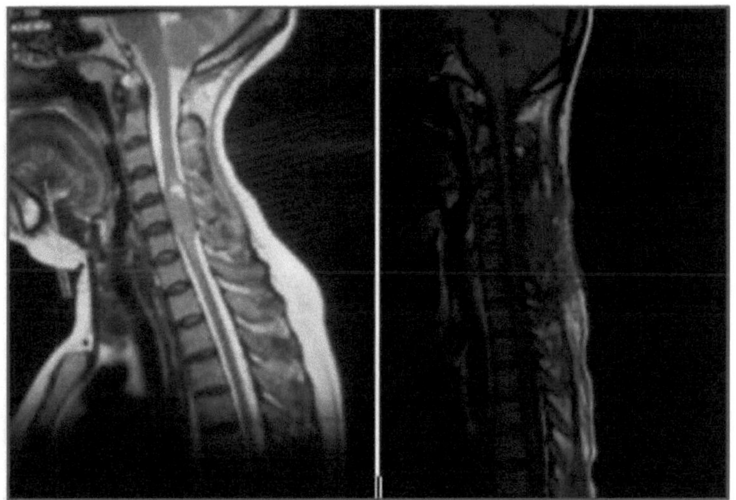

Fig.25. RM em corte sagital de um ependimoma cervical, nas sequências T2 pré-operatória e T1 pós-operatória.

1.4. Histologia

A classificação da OMS [153] reconhece três graus de ependimoma:

- *Grau I*: ependimoma mixopapilar (excluído do IMT).

- *Grau II*: ependimomas clássicos intermédios, celulares, papilares, de células claras e tanicíticos (todos no estádio II da OMS).

- *Grau III*: ependimoma anaplásico.

Macroscopicamente, a cor dos ependimomas varia entre o castanho e o arroxeado [79]. Ao contrário dos astrocitomas, estas lesões são bem demarcadas, têm um bom plano de clivagem e estão frequentemente associadas a quistos peri ou intratumorais [18]. Histologicamente (Fig. 22), o ependimoma clássico caracteriza-se por formações denominadas pseudorosetas e rosetas ependimárias alinhadas verdadeiras; as figuras mitóticas são raras. O ependimoma anaplásico pode ser reconhecido pela hipercelularidade, um índice mitótico elevado, proliferação microvascular e, por vezes, manchas de necrose. As séries publicadas incluem ependimomas malignos muito raros (2,4 a 3,33%) [2-27].

Em biologia molecular, as anomalias genéticas nos ependimomas esporádicos envolvem a mutação do gene NF2, a perda do cromossoma 22 e a perda do 17p [197-257]. Num estudo recente, Ebert et al [66] encontraram perda alélica de 10q, 22q e mutações somáticas do NF2. Os ependimomas são observados mais frequentemente na NF2 [64].

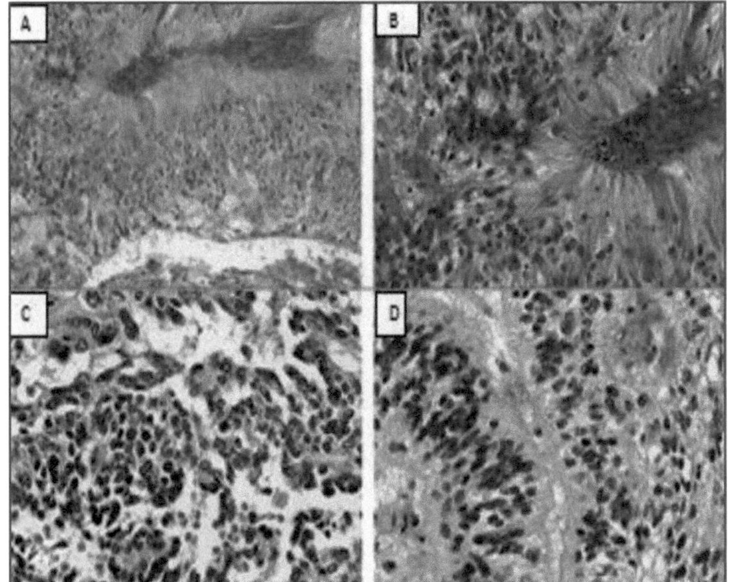

Fig. 26: Histopatologia dos ependimomas. **A.B**: Ependimoma II com a presença de pseudorosetas perivasculares. **C.D**: Ependimoma anaplásico de grau III com rica proliferação celular, pouco diferenciado e elevada atividade mitótica. [22].

1.5. Tratamentos e resultados

O ependimoma é o TMI cirúrgico por excelência, e quanto melhor for o estado neurológico, melhores serão os resultados.

1.5.1. Cirurgia

O tratamento de escolha é a excisão microcirúrgica completa, que é possível em 80 a 97% dos casos [2-22-29-85-96-107-133]. A mielotomia deve permitir a exposição de ambos os pólos da lesão e a inspeção da parede cística, mas não deve ir além disso. Se o ependimoma for pequeno, pode ser removido de uma só vez, mas é preferível efetuar um debulking antes de tentar a dissecção.

O ependimoma é frequentemente bem limitado, especialmente se estiver associado a um quisto satélite. O plano de clivagem está quase sempre presente, caso contrário deve ser procurado e, se não estiver, pode tratar-se de um ependimoma maligno. A cor é arroxeada, se não acastanhada, e a parede é geralmente firme e fácil de agarrar; no entanto, o conteúdo friável é fácil de apanhar pela CUSA [27].

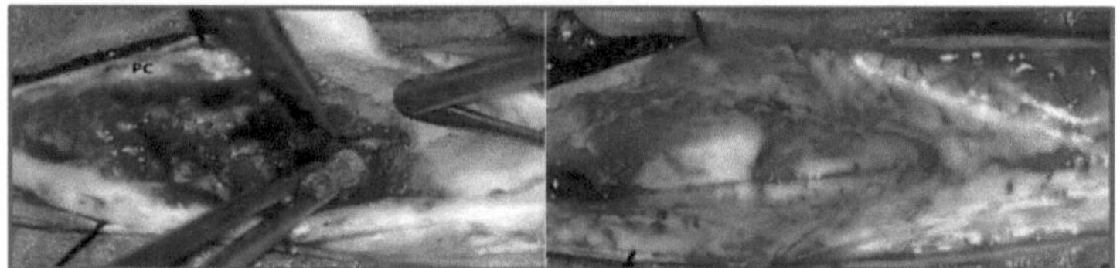

Fig. 27: Vista operatória de um ependimoma II com um bom plano de clivagem (PC) que permite uma exérese total.

1.5.2. Quimioterapia

Não existe evidência a favor da utilização da quimioterapia no tratamento inicial dos ependimomas, mas vários compostos foram introduzidos no arsenal terapêutico para as recidivas inoperáveis e/ou previamente irradiadas e parecem dar resultados interessantes, nomeadamente o Etoposido, a Carboplatina e o Imatinib [36-76-259].

1.5.3. Radioterapia

Numa coorte retrospetiva de 26 pacientes que foram submetidos a ressecção subtotal, Gavin et al [85] não encontraram diferença estatística na PFS entre os que foram submetidos a radioterapia e os que não foram. Dados os excelentes resultados a longo prazo em termos de recorrência local e taxa de sobrevivência após cirurgia isolada, existe um consenso para não recomendar radioterapia pós-operatória para ependimomas, mesmo após ressecção incompleta; uma segunda operação deve ser tentada em vez de propor radioterapia [133]. Atualmente, a radioterapia é reservada apenas para doentes com ependimomas malignos que não são passíveis de cirurgia de revisão [27-149].

1.5.4. Resultados

A taxa de excisão completa varia entre 69% e 97%. Os pacientes melhoraram em 10 a 43%, estabilizaram em 25 a 74,4% e pioraram em 13,5 a 37% dos casos [2-22-27-96-107-133-228-233]. Aghakhani et al [2], analisando a dor com mais pormenor, referem o desaparecimento completo em 64,8% dos casos, a melhoria em 3,7%, a estabilização em 24,1% e o agravamento em 7,4% dos casos. A taxa de sobrevivência aos 5 e 10 anos é de 97% e 91%, respetivamente, com uma PFS de 75% aos 10 anos [38]. Para Bostrom | 22], a PFS é de 97% aos 5 anos se a excisão for total e de 57% se for subtotal.

A taxa de recorrência após a ressecção completa situa-se entre 0 e 1,16%. No caso de ressecção incompleta, a recorrência é bastante rara, com uma taxa de recorrência de cerca de 20%, independentemente de haver ou não radioterapia pós-operatória [222-133-149-259].

Mesmo após a excisão total, a recidiva a longo prazo é possível, daí a importância de uma monitorização clínica e radiológica pós-operatória rigorosa e prolongada (18 anos após a cirurgia inicial) [27-228].

1.5.6. Complicações

A mortalidade intra ou peri-operatória varia entre 0% e 3,2%. Todos os autores descrevem um período de agravamento pós-operatório, muitas vezes transitório, que melhora em 6 a 24 semanas; trata-se principalmente de sensibilidade profunda, disestesia e parestesia [2 -27-133].

A taxa de complicações é de 34% para Kucia [141] e é infecciosa (pneumopatia, infeção do trato urinário, meningite), de natureza decúbito (flebite, embolia pulmonar, escara) e de natureza cicatrizante (deiscência e fuga de LCR).

2. ASTROCITOMAS

Os astrocitomas são o CCM mais frequente nas crianças e só perdem para os ependimomas nos adultos. A grande maioria dos astrocitomas é solitária. No entanto, em doentes com NF, os astrocitomas podem estar associados a outros tumores da coluna vertebral. Ao contrário dos ependimomas, os astrocitomas são infiltrativos; com exceção dos astrocitomas pilocíticos, a excisão total é difícil e perigosa devido à raridade do plano de clivagem. A esperança de vida dos doentes com astrocitomas não é boa, mesmo quando a lesão é de baixo grau de malignidade [24-108-200].

2.1. Epidemiologia

Os astrocitomas são tumores raros, representando cerca de um terço de todos os gliomas da espinal medula. Embora ocupem o segundo lugar em termos de prevalência a seguir aos ependimomas nos adultos, são os mais comuns nas crianças e são 10 vezes menos comuns do que os astrocitomas cerebrais.

A idade média aquando do diagnóstico é de 29 anos [7]. Na série de Fischer [79] há um predomínio do sexo masculino com um rácio de 1,7 e 29% dos casos são pediátricos. Numa série pediátrica recente de 29 casos relatada por Scheinemann et al [227], a predominância é também do sexo masculino, com um rácio entre os sexos de 2,6.

2.2. Semiologia

Existe uma clara diferença entre a história dos astrocitomas de baixo grau e de alto grau, uma vez que estes últimos têm uma história mais curta. O tempo até ao diagnóstico varia entre 1 mês e 4 anos, com uma média de 9 meses [116-225-227].

A dor na coluna vertebral, com ou sem dor radicular ao nível do tumor, é o sintoma inicial mais frequente. A fraqueza dos membros inferiores e as perturbações sensoriais são os sintomas que levam os doentes a uma avaliação clínica e diagnóstica. Os distúrbios vesico-esfincterianos são sintomas tardios, mas por vezes estão presentes na altura da cirurgia. Scheinemann et al [227] salientam a inespecificidade dos sinais clínicos em crianças pequenas, enquanto que em crianças mais velhas a dor, a cifoescoliose e a fraqueza de ambos os membros inferiores são os principais sintomas.

A rapidez com que os sintomas e sinais progridem correlaciona-se bastante bem com o grau histológico, com exceção de certos astrocitomas que são susceptíveis de apresentar um quadro agudo após hemorragia tumoral ou de crianças pequenas que podem apresentar torcicolo agudo [227].

2.3. RMN

Nas sequências T1, o tumor apresenta um sinal hipointenso e, nas sequências T2, a porção carnosa do tumor é, na maioria das vezes, hipersinal; mas também podem existir hipossinais, por vezes associados a hemorragia crónica (depósitos de hemossiderina). Os quistos têm sempre hipersinal.

Na maioria dos casos, a injeção de gadolínio revela contraste, cuja homogeneidade é variável (Fig. 23), e permite delinear claramente a porção tumoral carnuda da medula circundante e dos quistos adjacentes.

O diagnóstico diferencial de um astrocitoma envolve metástases, lesões inflamatórias (sarcoidose, doença desmielinizante), infecções como a bilharziose e lesões vasculares [148].

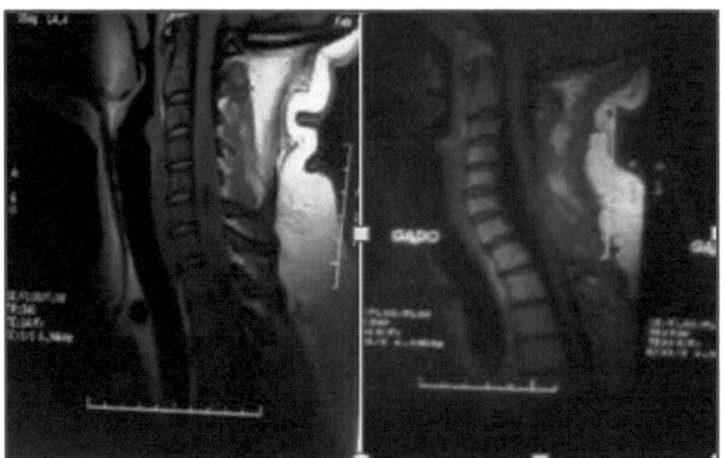

Fig. 28 : Sagital T1 gado MRI de um astrocitoma cervico-dorsal II com exérese total

2.4. Neuropatologia

Estes tumores, que se desenvolvem a partir de células astrocíticas da medula espinal, são classificados de acordo com os mesmos critérios da OMS utilizados para os astrocitomas cerebrais, em que o grau é um bom fator de prognóstico [35-48].

- *Grau I*: astrocitoma pilocítico.
- *Grau II*: astrocitoma fibrilar.
- *Grau III*: astrocitoma anaplásico.
- *Grau IV*: glioblastoma multiforme.

As duas primeiras entidades são tumores malignos de baixo grau e representam 75-90% dos astrocitomas.

Macroscopicamente, são tumores classicamente cinzentos. A sua principal caraterística é o facto de serem tumores relativamente infiltrativos. Com exceção dos astrocitomas pilocíticos, que são claramente distinguíveis, estas lesões carecem geralmente de um plano de clivagem, o que as torna mais difíceis de remover. Os astrocitomas estão frequentemente associados a quistos tumorais, quer puramente intratumorais, quer polares [79-117-137].

Microscopicamente (Fig.24), os astrocitomas pilocíticos caracterizam-se por células alongadas com um citoplasma que contém fibras de Rosenthal e corpos granulares eosinofílicos. Os astrocitomas de grau II, como o seu nome indica, têm uma composição mais fibrilar, enquanto os graus III e IV são identificados pela presença de hipercelularidade, anaplasia e elevada atividade mitótica.

Os astrocitomas localizam-se normalmente numa parte da medula e raramente envolvem uma grande parte, tornando-se um "astrocitoma holocórdio ou pan-medular". O tumor pode crescer de forma difusa com limites pouco nítidos com o tecido normal adjacente e pode estender-se ao longo das raízes nervosas.

Uma caraterística importante é a presença de syrinxes satélites, que ocorrem em cerca de 40% dos astrocitomas. Estes sirinxes são mais frequentes nos astrocitomas de baixo grau do que nos de alto grau, mais rostral do que caudal e menos presentes nos astrocitomas do que nos ependimomas [223-240].

Em termos de biologia molecular, não foram efectuados estudos específicos de mutações genéticas em astrocitomas intramedulares esporádicos; no entanto, por transposição, é provável que algumas, se não todas, as alterações genéticas descritas nos astrocitomas intracerebrais desempenhem um papel na progressão do astrocitoma intramedular.

Como paradigma, foram estudadas três transições: 1) astrocite para astrocitoma, 2) astrocitoma para astrocitoma anaplásico e 3) astrocitoma anaplásico para glioblastoma [104-105]. Na primeira transição, a mutação do p53 e as perdas dos cromossomas 17p e 22q têm sido implicadas; do astrocitoma para o astrocitoma anaplásico, o defeito genético envolve a mutação do gene do retinoblastoma, perda dos cromossomas 9p, 13q, 19q e deleção do gene p16 [256], e de astrocitoma anaplásico para glioblastoma, perda do cromossoma 10 e amplificação do recetor do gene EGF [151]. Vários estudos identificaram o gene PTEN como um dos candidatos à perda cromossómica no glioblastoma [198]. Os astrocitomas solitários são mais frequentemente observados na NF1 [64].

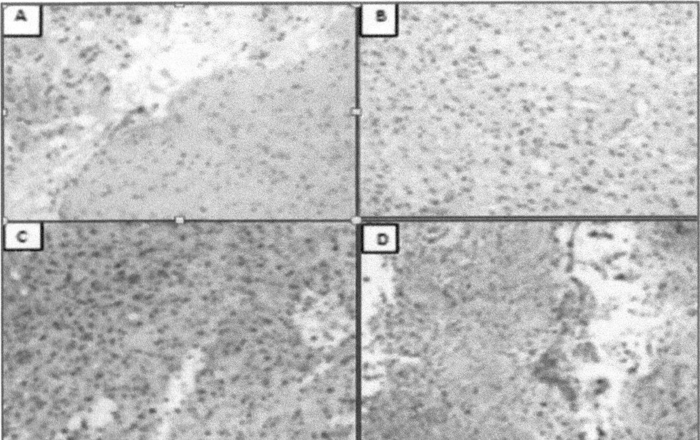

Fig. 29: Histopatologia dos astrocitomas. **A.** Astrocitoma pilocítico: células bifásicas alongadas com fibras de Rosenthal e microcistos. **B.** Astrocitoma de grau II marcado por hiperecelularidade moderada e pleomorfismo nuclear. **C.** Astrocitoma anaplásico III marcado por proliferação celular, pleomorfismo nuclear e atividade mitótica. **D.** Glioblastoma de grau IV: Igual ao grau III com a presença de proliferação endoteliocapilar. [212].

2.5. Tratamento e prognóstico

A cirurgia para os astrocitomas continua a ser formidável e um verdadeiro desafio para o cirurgião, enquanto o tratamento adjuvante, apesar da sua ampla indicação, continua a ter uma eficácia incerta.

2.5.1 : cirurgia

Em geral, os astrocitomas são considerados tumores infiltrativos, pelo que a procura de um plano de clivagem envolve um risco considerável e pode mesmo ser impossível [108]; no entanto, de acordo com alguns autores [73], alguns astrocitomas têm um plano de clivagem que permite a ressecção completa, utilizando técnicas de dissecção semelhantes às do ependimoma.

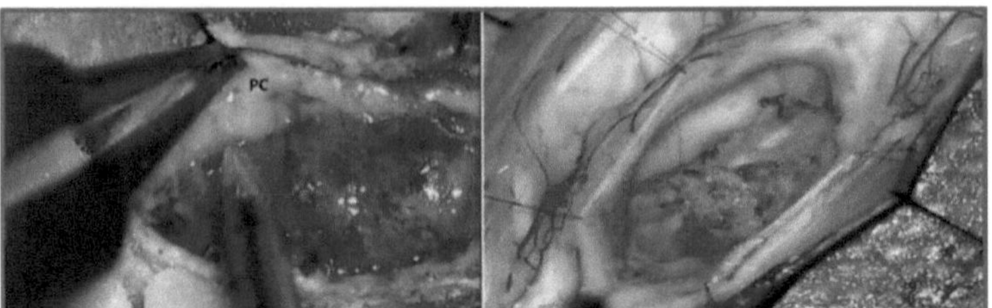

Fig. 30 : Vista operatória de um astrocitoma II com plano de clivagem (PC) que permite uma exérese total equivalente a um ependimoma II.

A estratégia de remoção é começar no meio do tumor (a partir do interior) e a CUSA é ideal para reduzir a massa tumoral [71-116]. A vascularização do tumor não é regularmente fornecida pela artéria espinal anterior como nos ependimomas. Qualquer que seja a técnica de dissecção, existe um perigo real de criar um falso plano de clivagem. Apenas os dados macroscópicos sobre a consistência e a cor do tecido patológico podem ser utilizados como directrizes para a redução do tumor e para a sua posterior excisão. Esta última deve ser interrompida sempre que o plano de clivagem não for encontrado e/ou a aparência do tumor for confundida com tecido normal da medula óssea [17-71108-245].

Nos astrocitomas pan-medulares, pode ser considerada a excisão em duas fases [103].

Nos astrocitomas malignos, o aspeto é sugestivo devido à ausência de plano de clivagem, com infiltração evidente já nos cordões posteriores, presença de focos de necrose, carácter hemorrágico, consistência e cor muito variável de um foco tumoral para outro, o tumor é por vezes fácil de aspirar, a ressecção completa é impossível e o objetivo da cirurgia é essencialmente a descompressão, ou mesmo uma simples biopsia, especialmente nos casos em que o estado neurológico se deteriorou [207]. A ressecção cirúrgica agressiva é considerada em particular nos astrocitomas de baixo grau, uma vez que conduz frequentemente a uma melhoria nos casos em transição neurológica (McCormick grau II e III), mas a sua utilidade nos astrocitomas de alto grau não é clara. A recorrência é certa qualquer que seja o grau de ressecção [207].

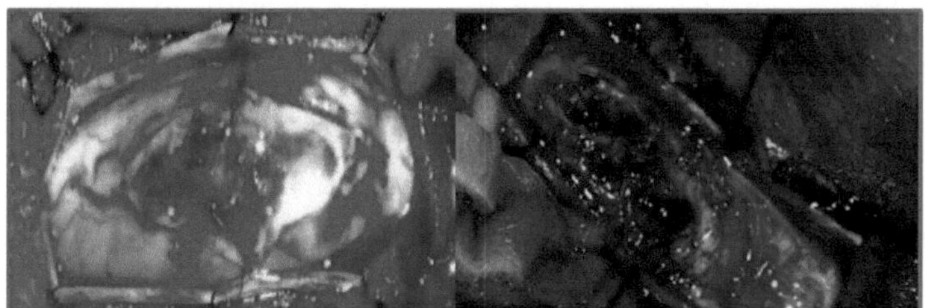

Fig. 31: Vista operatória de um Astrocitoma II infiltrativo à esquerda e de um Astrocitoma II infiltrativo à direita.

2.4.2. Radioterapia e quimioterapia

O valor da radioterapia permanece incerto devido à escassez de séries aleatórias de astrocitomas; no entanto, pode ser considerada para tumores malignos de alto grau, para lesões clinicamente progressivas e para tumores em que não é possível efetuar uma ressecção extensa [110-111-114-181].

A quimioterapia pode ser considerada para os doentes com progressão da doença após radioterapia, mas existem poucos relatos na literatura que avaliem o seu impacto na sobrevivência [125-251-264].

Um estudo multivariado recentemente publicado mostrou que a quimioterapia melhorou significativamente a PFS em doentes com astrocitomas invasivos e que os astrocitomas de baixo grau tinham um melhor prognóstico [77-179].

2.4.3. Resultados

A excisão total é conseguida em 4 a 70% dos astrocitomas [8-15-24-116-117-125-169]. Epstein [70-71] relatou uma taxa de excisão de 100% em duas séries, uma adulta e uma pediátrica. Fischer et al [79] relataram um excelente prognóstico para pacientes adultos com astrocitomas de baixo grau após ressecção radical, com sobrevida de até 25 anos. Em contraste, Minehan et al [176] relataram uma taxa de sobrevivência de 10 anos de 81% para astrocitomas pilocíticos e apenas 15% para astrocitomas II; além disso, os pacientes com astrocitomas anaplásicos e glioblastomas têm um mau prognóstico e a maioria morre dentro de 1 a 2 anos após a cirurgia [17-73].

Os factores de prognóstico em doentes com astrocitoma são o grau histológico e a duração dos sintomas antes do diagnóstico [133].

Para os pacientes com glioblastoma, a sobrevivência é geralmente medida em meses, e os localizados na medula cervical têm o pior prognóstico.

O insucesso é quase sempre devido ao crescimento local do tumor no local inicial, embora seja possível a disseminação simultânea do tumor por todo o neuroeixo, particularmente com tumores de alto grau [115].

3. HEMANGIOBLASTOMAS

Os hemangioblastomas são tumores altamente vasculares, bem limitados, histologicamente benignos e frequentemente císticos; são o terceiro TMI mais comum. O diagnóstico é atualmente possível através da ressonância magnética. O tratamento é cirúrgico, uma vez que estes tumores são passíveis de ressecção total com baixa morbilidade, o que é sinónimo de um bom prognóstico em casos esporádicos [9].

3.1. História

O termo hemangioblastoma foi introduzido por Cushing e Bailey em 1928, e a primeira ressecção bem sucedida de um hemangioblastoma foi relatada por F. Schultze em 1912. A primeira grande série de ressecções de hemangioblastoma, sem morbidade significativa, foi relatada em 1967 por Guidetti [94].

A microcirurgia foi estabelecida como um padrão para a remoção de hemangioblastomas em 1976 por Yazargil et al [268].

3.2. Epidemiologia

De acordo com as maiores séries, o hemangioblastoma representa 2-15% dos TMIs e 23-38% dos hemangioblastomas do SNC. São esporádicos e isolados em 2/3 dos casos ou associados à doença VHL em 1/3 dos casos; inversamente, 60 a 80% dos doentes com doença VHL apresentam um hemangioblastoma do SNC [9-30-49-152-203].

A idade média de início é de 42,5 anos, com extremos de 28 a 58 anos [161]; esta média é inferior a 10 anos no caso da VHL [171].

Há uma predominância masculina com um rácio de sexo de 1,6 para 5,5 [161], mas não há predominância para Klekamp, Fischer et al [79-133]. Localizam-se principalmente na medula torácica e cervical, provavelmente em relação à distribuição e ao nível das células precursoras embrionárias [152-193-196].

3.3. Semiologia

O início dos sinais clínicos é geralmente progressivo, embora Gautam et al [171] tenham referido que a gravidez é um fator desencadeante e/ou agravante, enquanto por vezes o parto melhora o quadro clínico. Os achados incidentais são frequentemente observados em casos de VHL. O atraso evolutivo pré-operatório varia de 1 mês a 13 anos [79-i33-i6i-i7i].

No que respeita aos sinais reveladores, a maioria dos autores insiste nas perturbações sensoriais associadas ou não a perturbações do equilíbrio. Estes sinais estão diretamente relacionados com a situação anatómica destes tumores nos cordões posteriores [79-i33-i7i]. Os hemangioblastomas tornam-se sintomáticos quando são de grandes dimensões ou associados a edema grave e/ou siringe, ou por vezes após hemorragia tumoral [i6i].

Os sinais clínicos podem estar diretamente relacionados com o tumor e/ou siringe e/ou edema, por exemplo, Mandigo et al [i6i] referem doentes com queixas de torcicolo e sinais neurológicos nos membros superiores, apesar da lesão estar localizada no tórax, devido à associação frequente do hemangioblastoma com edema e/ou siringomielia à distância do tumor.

Spetzler et al [233] relataram 12 casos na literatura que se manifestaram como hemorragia, 10 casos como hemorragia subaracnóidea e 2 casos como hematoma intramedular, e que o quadro clínico nestes últimos casos foi extremamente grave (paraplegia), pois não houve melhora após a excisão.

Desde o advento da RM, a maioria dos doentes com hemangioblastomas apresenta-se para cirurgia com um bom estado funcional (89,47 a 100% de grau funcional II e III) [79-i6i].

3.4. Imagiologia

A RM estabelece facilmente o diagnóstico de hemangioblastoma, que se apresenta habitualmente com hipossinal a isossinal em T2 e isossinal ou hipersinal em T. A captação de gadolínio em T é constante, muito intensa, homogénea e completa, delimitando perfeitamente o nódulo tumoral.

O edema peritumoral e/ou a siringomielia são bem demonstrados em T2 ou flair. As lesões grandes podem ser visualizadas sem meio de contraste, mas as lesões pequenas são frequentemente isointensas e, por conseguinte, difíceis de diferenciar da medula espinal, sendo necessária a injeção de gadolínio, que fornece imagens sugestivas ponderadas em T1 (Fig. 25).

A maioria dos hemangioblastomas localiza-se na medula cervical e torácica [9-79-171]. Alguns sinais específicos podem ajudar a diferenciá-los de outros tumores e malformações vasculares. O hemangioblastoma apresenta geralmente um contraste homogéneo com uma siringe extensa; o aumento da medula espinal a uma distância do tumor não relacionada com a siringe é específico do hemangioblastoma. Para o diferenciar das fístulas arteriovenosas, estas últimas raramente apresentam um realce bem limitado e são tipicamente heterogéneas sem injeção. Foram descritos hemangioblastomas múltiplos apenas em doentes com doença VHL [9-241]. Pequenos hemangioblastomas assintomáticos podem ser observados em familiares de doentes com doença VHL.

Os doentes com hemangioblastoma devem efetuar imagens de RMN com contraste de todo o sistema nervoso central para excluir lesões múltiplas [161].

Embora o hemangioblastoma seja um tumor altamente vascular, a RMN raramente revela hemorragia intramedular ou subaracnoideia [233].

De acordo com o relatório de Baker, apresentado na reunião de 1999 da Sociedade Americana de Neuro-radiologia, 66% dos hemangioblastomas espinais têm a forma de ferradura (intra-extramedular, com a porção intramedular de tamanho variável), 25% são completamente intramedulares e 8% são extramedulares intradurais; 55% dos hemangioblastomas têm um quisto ou siringe associados e 23% dos doentes têm uma tumefação da medula à distância do nódulo e não relacionada com a siringe [161].

A arteriografia pré-operatória não é essencial, mas pode ajudar a definir a anatomia vascular dos hemangioblastomas gigantes, e a embolização selectiva é raramente utilizada [42].

3.5. Histologia

Macroscopicamente, os hemangioblastomas são lesões vermelho-alaranjadas bem circunscritas com uma cápsula bem desenvolvida. A sua localização posterior significa que, por vezes, estão escondidos por raízes posteriores e vasos sanguíneos medulares e/ou radiculo-medulares.

Microscopicamente (Fig. 26), os hemangioblastomas são compostos por um plexo vascular denso rodeado por células estromais neoplásicas. Os hemangioblastomas associados à doença VHL são normalmente observados em adultos jovens; e a doença VHL parece ter uma origem embriológica derivada do mesoderma, que tem a capacidade de formar células sanguíneas e endoteliais [196].

Os hemangioblastomas, quer isolados quer em evolução no contexto da VHL, são histologicamente idênticos, benignos, ricamente vascularizados e passíveis de excisão total.

Relativamente ao mecanismo de formação de sirinx, Lonser et al [152] relataram uma série de 22 hemangioblastomas do SNC em 16 doentes com doença VHL, documentados com RM. Todos os tumores evoluíram progressivamente, inicialmente com edema peritumoral, seguido da formação de quistos ao longo de uma média de 130 meses. Os níveis do fator de crescimento endotelial vascular (VEGF) na amostra de tumor de siringe na altura da ressecção estavam elevados, pelo que a formação de quistos parece ser o resultado de uma maior permeabilidade vascular do tumor secundária ao aumento dos níveis de VEGF. O aumento do fluxo de fluido intersticial supera progressivamente a capacidade de absorção do tecido medular e o processo patológico evolui de edema peritumoral para cavidades quísticas, cuja implicação clínica é que a ressecção e/ou fenestração da parede quística por si só é inútil; nesta perspetiva, apenas a remoção completa do tumor será seguida pelo desaparecimento do quisto e/ou syrinx [196].

Em biologia molecular, Vortmeyer e Stebbins [243-258] encontraram uma perda de heterozigotia no locus do gene VHL nas células estromais envolvidas na patogénese do hemangioblastoma.

A proteína supressora de tumores VHL é conhecida por inibir o alongamento da transcrição através da interação com a proteína Elongin [243]. Para além disso, a proteína VHL também suprime o VEGF [89]. A perda da função da proteína VHL leva à sobreexpressão do VEGF seguida de angiogénese [258].

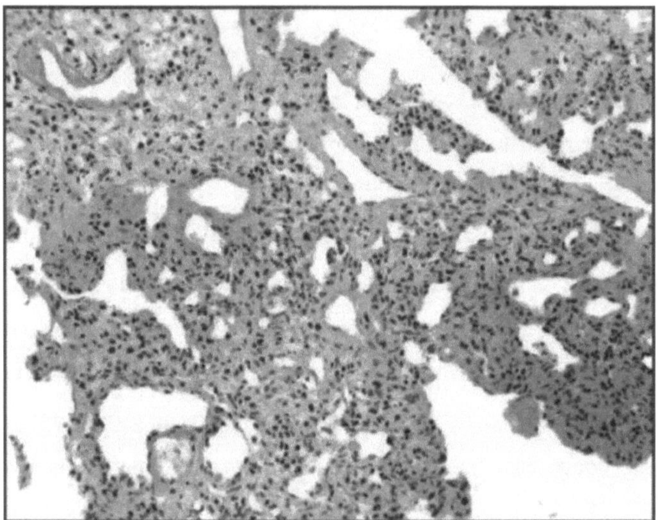

Fig. 32: Histopatologia do hemangioblastoma. [212].

3.6. Tratamentos

Os hemangioblastomas são tratados exclusivamente por via cirúrgica, utilizando técnicas diferentes das utilizadas para os TMI

3.6.1. Técnica cirúrgica

A técnica microcirúrgica beneficiou muito da experiência de alguns pioneiros, e a abordagem posterior continua a ser, de longe, a mais utilizada [196-268]. O objetivo da abordagem cirúrgica é proporcionar uma exposição suficiente para a remoção segura do tumor, se possível num único bloco.

As técnicas e os princípios da ressecção do hemangioblastoma (Fig. 27) são diferentes dos utilizados na ressecção do glioma. De facto, quase todos os tumores gliais são completamente intramedulares e são expostos cirurgicamente por mielotomia, ao passo que os hemangioblastomas são considerados tumores juxtamedulares, uma vez que, na grande maioria dos casos, têm origem na mãe-pastel. Esta situação superficial fornece a base fundamental para a estratégia cirúrgica.

A dissecção circunferencial da ligação pial na interface tumor/mamária desvasculariza o tumor e proporciona a exposição e a mobilidade necessárias para aceder e remover com segurança o componente intramedular, dissecando-o das estruturas nervosas adjacentes.

Uma vez aberta a dura-máter, a inspeção microscópica da medula espinal permite identificar os componentes superficiais do tumor. A maioria dos hemangioblastomas está localizada na superfície dorsal ou dorsolateral da medula espinal e é facilmente acessível.

O tumor superficial pode ser reconhecido pelo seu aspeto laranja-sol. As grandes veias de drenagem na superfície dorsal e dorsolateral da medula espinal são típicas e podem bloquear parcial ou totalmente o acesso visual à superfície pial do tumor.

O tumor pode ser muito pequeno e localizado superficialmente, ou pode ter um grande componente exofítico (tumor em cone de neve), ou um componente superficial muito pequeno escondendo uma grande extensão intramedular subjacente (tumor em icebergue). Existe também uma grande variabilidade no calibre e no número de veias de drenagem superficiais. As veias de drenagem que bloqueiam a visão são sistematicamente mobilizadas, coaguladas e cortadas. Na maioria dos casos, uma ou duas grandes veias de drenagem polares são deixadas intactas até ao final da ressecção do tumor, a fim de evitar a congestão. Os tumores dorsolaterais que envolvem geralmente a DREZ são cobertos, em parte, por radículas dorsais; estas são geralmente mobilizadas e cortadas pelo menos num nível para facilitar a remoção do tumor. Uma vez identificada a interface entre a torta-mãe e o tumor, este deve ser dissecado a toda a volta. Na sua superfície externa, uma matriz aracnoide epipial está frouxamente ligada à torta-mãe.

Ao contrário do tronco cerebral, o estômago medular é uma membrana robusta constituída por fibras orientadas longitudinalmente. Após o descolamento da margem circunferencial do tumor da medula oblonga normal circundante, o hemangioblastoma com pouca ou nenhuma extensão intramedular é facilmente extirpado; no entanto, o hemangioblastoma com um componente intramedular maior requer uma tração suave do tumor com uma pinça para tumores ou um fio de tração através da medula oblonga doente e a remoção gradual do tumor por coagulação irrigada da superfície do tumor.

No hemangioblastoma total ou com um componente intramedular muito grande, em particular o associado a uma superfície pial relativamente pequena, é necessária uma mielotomia mais longa para revelar os dois pólos do tumor.

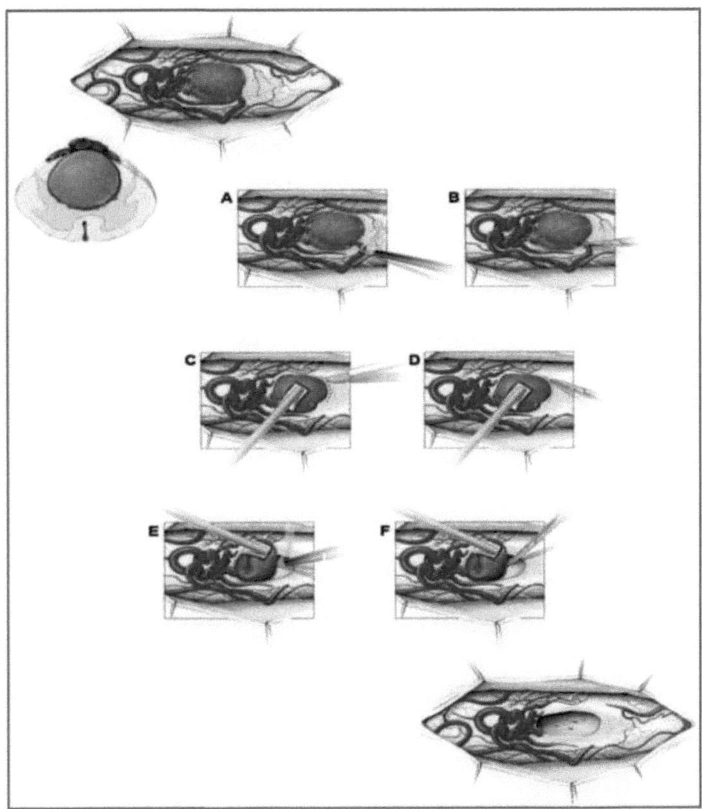

Fig. 33: Técnica de remoção microcirúrgica de um hemangioblastoma **(A) (B):** Coagulação e secção dos vasos de alimentação. **(C) (D):** Incisão das pélvis no bordo do tumor. **(E e F):** Dissecção do tumor, o pólo caudal do HI é levantado para expor a superfície profunda do HI, coagulação e secção dos vasos subjacentes, e ressecção total em monobloco. [152].

A parte intramedular destes tumores apresenta geralmente um plano de clivagem que é facilmente dissecado devido à presença frequente de siringomielia. A grande maioria do sistema arterial e da drenagem venosa destes tumores é superficial, ao nível da madrepérola. Muito poucos vasos de alimentação ou veias de drenagem são encontrados durante a dissecção profunda. A coagulação bipolar da superfície do tumor pode reduzir o volume do tumor e facilitar a dissecção devido à fragilidade do estroma vascular do hemangioblastoma [53-203-253].

Pode ser necessário recorrer ao debulking e à morcelação em certos casos de acesso profundo (hemangioblastoma anterior), mas estas manobras podem ser perigosas devido à rica vascularização. A utilização de videografia é uma ferramenta adjuvante que pode ser usada para garantir que a excisão é completa, particularmente em casos de recorrência ou hemangioblastoma residual [253].

Nas formas císticas, é suficiente abrir o quisto e remover o tumor. No caso de hemangioblastomas múltiplos, é razoável operar apenas os que são sintomáticos [79-133] e, sobretudo, poder tratar a totalidade da doença VHL.

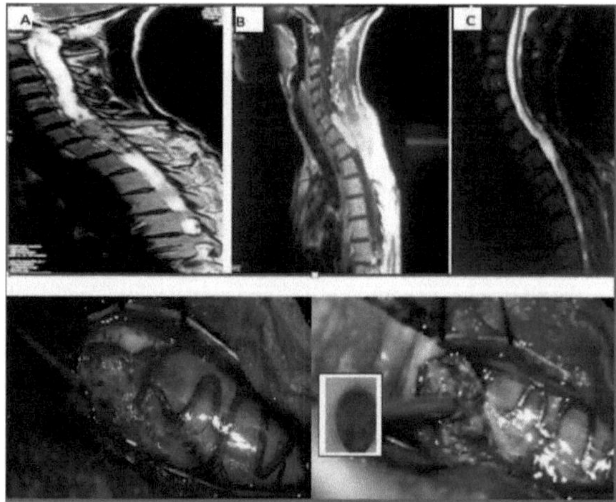

Fig. 34: RM sagital superior de um hemangioblastoma cérvico-dorsal: A: T2: antes da cirurgia. ᵉʳᵉᵉᵐᵉB: T1 gado: após 1 cirurgia sem sucesso (confundido com ependimoma; erro de avaliação na ausência de T1 gado na primeira fase) e C: T2 ressecado na sua totalidade após 2 cirurgias com reabsorção das siringes. Abaixo: vista operatória de uma exérese.

3.6.2. Resultados

O estado neurológico pré-operatório e a associação com a doença VHL são dois factores que determinam o resultado pós-operatório. Van Velthoven et al [253] relataram uma série de 28 pacientes com hemangioblastomas, 64% dos quais tinham doença VHL. A excisão foi completa em todos os casos, com melhoria em 28,6% e estabilização em 71,4% dos doentes.

Klekamp et al [133] relatam uma taxa de excisão total de mais de 90%, sem morbilidade pós-operatória permanente. Mandigo et al [161], numa série de 15 casos, conseguiram obter a excisão total em todos os casos, com apenas dois agravamentos sensoriais recuperados aos 6 e 12 meses de pós-operatório.

A recorrência, quando ocorre, é certamente a consequência de uma ressecção incompleta, mas outros factores podem estar indiretamente envolvidos, como a idade mais jovem e a presença da doença VHL.

De acordo com Conway et al [49], a recorrência ocorre em cerca de 20% dos hemangioblastomas do SNC.

4. CAVERNOMAS

Os cavernomas são malformações vasculares, angiograficamente ocultas, bem circunscritas e cada vez mais observadas em doentes pauci-sintomáticos desde o advento da RM [60-61].

4.1. Epidemiologia

Os cavernomas são considerados raros e representam 5% de todos os MTIs e 5% de todos os cavenomas do SNC [51-156].

A idade média de início foi de 42 anos, sem predominância de género [93]. Nove por cento dos doentes tinham um familiar limítrofe com pelo menos um cavernoma, e 27% dos cavernomas estão associados a cavernomas intracranianos, com pelo menos 45% destes casos a terem uma história familiar de cavernoma do SNC [20-

118-130-143].

4.2. História e apresentação clínica

O início dos sinais clínicos é variável. Os cavernomas tendem a apresentar sinais neurológicos recorrentes em 16% dos casos, devido a hemorragias repetidas, com anos a separar duas fases sintomáticas [93-224-270]. Outros doentes apresentam uma deterioração lenta e progressiva em 54% dos casos, devido a uma hemorragia mínima assintomática responsável a longo prazo por um aumento da gliose e, portanto, da disfunção medular, ou de uma forma brutal secundária a uma hemorragia importante em 34% dos casos [33-60-192]. A forma aguda é mais frequente em crianças do que em adultos [62].

Em qualquer caso, as alterações da lesão e/ou do tecido adjacente, como a hialinização, o espessamento da parede, a gliose, as alterações da microcirculação, a trombose parcial e as micro-hemorragias ou hematomas intramedulares são os mecanismos responsáveis pelos modos de instalação.

O tempo para o diagnóstico varia de 0 a 30 meses, com uma média de 7 meses, e a maioria dos doentes apresenta um bom estado funcional, nos graus I e II de McCormick. Os restantes, no grau IV, estão diretamente relacionados com um início súbito secundário a uma hemorragia importante [60].

4.3. RMN

Para o diagnóstico dos cavernomas, cujo tamanho médio é de 1 cm, é indispensável um aparelho de alta qualidade e de elevado campo magnético [156].

A imagem de RM do cavernoma não é patognomónica, mas é altamente sugestiva, aparecendo como uma zona central heterogénea, uma mistura de hipersinal predominante (correspondente à meta-hemoglobina, indicando hemorragia recente) e hipossinal (fibrose-calcificações), e uma zona periférica hipointensa formando um anel (correspondente à hemossiderina, o produto final da degradação da hemoglobina) (Fig. 28). Os cortes multiplanares são utilizados para determinar as melhores indicações cirúrgicas. A arteriografia medular é normal devido ao fluxo de baixa pressão caraterístico destas lesões angiograficamente ocultas.

Foram descritas várias formas, nomeadamente formas familiares.

4.4. Histologia

Macroscopicamente, é uma massa avermelhada, de diâmetro inferior a um centímetro, com uma superfície polilobada e um limite claro com o parênquima medular adjacente, embora geralmente não tenha uma cápsula. É vascularizado por arteríolas que só são visíveis ao microscópio.

Os cavernomas são histologicamente idênticos aos seus congéneres intracranianos (Fig. 29). São constituídos por cavidades comunicantes justapostas, cavidades cheias de sangue e separadas por tecido colagénio revestido por endotélio. O tecido nervoso circundante pode ser o local de gliose ou de remodelação. O sangue circula nas cavidades sob baixa pressão, o que explica a frequência de trombose intracavitária, que por sua vez evolui para fibrose e calcificação. O tecido medular pericavernomatoso tem um aspeto operatório caraterístico; é amarelo-esverdeado, atestando a existência de fenómenos micro-hemorrágicos iterativos de longa duração. A evolução espontânea destas lesões pode ser marcada, após uma fase de quiescência, por hemorragias agudas (devido à rutura de uma caverna superficial).

4.5. Tratamento e resultados

A cirurgia deve ser considerada para os cavernomas que são descobertos por acaso e/ou que são apenas ligeiramente sintomáticos, assim que o diagnóstico é feito, devido ao risco de hemorragia espontânea e à baixa morbilidade da cirurgia.

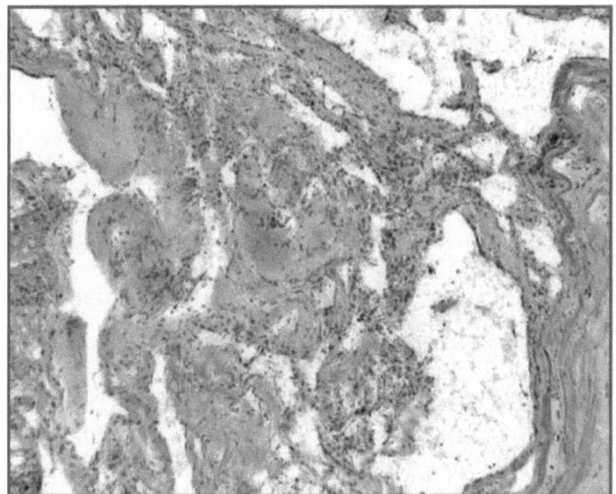
Fig. 35: Histopatologia do cavernoma[212].

4.5.1. Cirurgia

A cirurgia é o tratamento exclusivo. No entanto, surge o problema das indicações cirúrgicas (Fig.30) devido ao grande número de cavernomas assintomáticos descobertos no decurso de estudos de extensão e/ou rastreio. Cantore et al [33] recomendam a abstenção e o controlo regular destes doentes. Ojemann et al [192] sugerem cirurgia imediata, desde que sejam posteriores (posição favorável à ressecção). O risco de hemorragia espontânea é de aproximadamente 1,6

% por doente e por ano [32]. Sandalcioglu et al [224] encontraram uma taxa de hemorragia mais elevada de 4,5% por doente por ano e uma taxa de ressangramento de 66% por doente por ano.

Os cavernomas cervicais são considerados particularmente susceptíveis de agravamento clínico [32]. Dadas as enormes e graves consequências da hemorragia intramedular e a baixa morbilidade cirúrgica, a abstenção só se justifica para os cavernomas profundos assintomáticos e afastados do tumor, segundo Ojemann [192].

A técnica cirúrgica obedece às mesmas regras de excisão aplicadas a outros MTIs. O cirurgião deve analisar cuidadosamente a RM pré-operatória em relação à localização subpial superficial dos cavernomas, pois segundo Vishteh et al [255] parece haver uma taxa de falsos positivos de 17,6% (localização superficial) quando a lesão é mais profunda no intra-operatório. A abordagem a estas lesões envolve laminectomia ou hemilaminectomia. A abordagem anterior por corporectomia parcial para tratar os cavernomas cervicais anteriores continua a ser a exceção [187].

As lesões exofíticas, a coloração ou o inchaço da superfície medular podem orientar a mielotomia. As lesões profundas podem ser abordadas através de uma mielotomia mediana ou através da DREZ, guiada por ecografia intra-operatória em tempo real, podendo esta última também ajudar a aperfeiçoar uma exérese total. Uma vez atingido o cavernoma, as artérias de alimentação e as veias de drenagem são coaguladas e cortadas; são colocados pequenos cotonetes entre a malformação e o parênquima no depósito de hemossiderina corado. Normalmente, está presente um plano de clivagem e a lesão é removida em bloco ou por morcelação. As malformações vasculares supranumerárias podem coexistir e devem ser ressecadas, pois podem ser uma fonte de ressangramento [156-255].

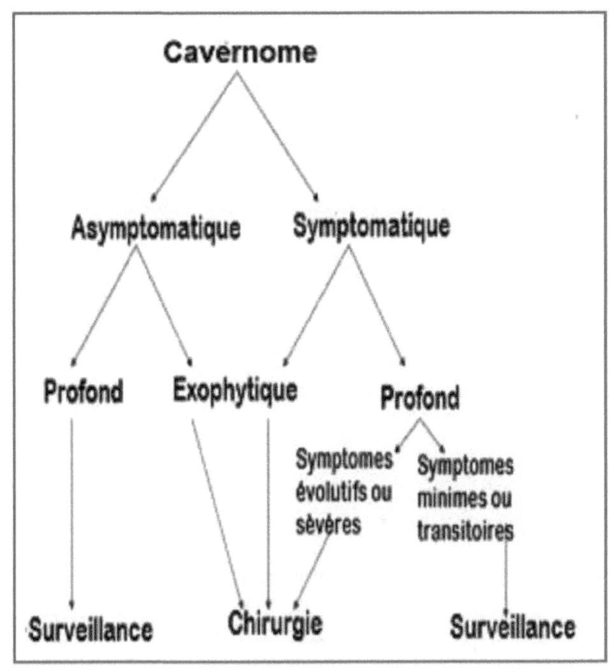

Fig. 36: Algoritmo para o tratamento de cavernomas. [93].

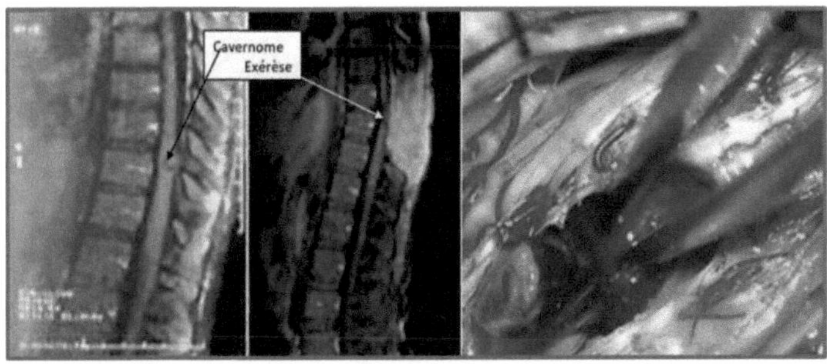

Fig. 37: Ressonância magnética sagital pré e pós-operatória e vista operatória da ressecção total

4.5.2. Resultados

Segundo Daniel, Gross et al [57-93], a excisão é total em 91 a 100%
dos casos, 41 a 61% dos doentes melhoram, 27 a 50% ficam estáveis e
9 a 12% pioram, e a morbilidade pós-operatória é da ordem dos 36%.

5. AS METÁSTASES

As metástases intramedulares são complicações raras dos cancros
sistémicos [39]. Na série do SNCLF, as metástases representam 4% dos
TMI e Fischer [79] encontrou apenas dois casos.

As principais características clínicas são a alteração do estado geral
e a rápida progressão do défice neurológico [52].

A RMN é, sem dúvida, o exame mais sensível e específico para a
deteção de metástases. A injeção de gadolínio permite distinguir o local
do tumor do edema reativo, o que ajuda a planear melhor a cirurgia
(Fig.31). A RM é igualmente eficaz para identificar outras localizações
no neuroeixo e monitorizar a resposta ao tratamento.

A incidência de metástases é mais elevada em doentes com cancro
do pulmão e representa 41% dos 100 casos de metástases relatados na
literatura [122]. Watanabe et al [260] registaram quatro carcinomas de
pequenas células, um adenocarcinoma do pulmão, um carcinoma
uterino e um carcinoma da mama.

De acordo com Kalayci et al [126], a ressecção cirúrgica inicial
resultou em melhora em 77% dos casos e 23% permaneceram
inalterados. A cirurgia provavelmente ofereceu um melhor resultado
para pacientes em boas condições clínicas, mas estes números não

justificam a recomendação generalizada de cirurgia para estes pacientes.

Na série de Sakuma [220], foi efectuada apenas uma excisão parcial e não foi observada qualquer melhoria neurológica.

Em conclusão, as metástases são complicações raras dos cancros sistémicos. As suas características de RM são semelhantes às das metástases cerebrais. Embora o tratamento cirúrgico seja raramente indicado, a radioterapia é recomendada.

6. OS HAMARTOMAS

Os hamartomas não são tumores no sentido estrito, devido à ausência de proliferação de células tumorais, mas ocupam espaço e exercem um efeito de massa no tecido medular. Na maioria dos casos, não estão completamente rodeados por tecido da medula óssea e têm um componente de

extramedulares. Assim, só são classificadas como intramedulares se o componente principal da lesão estiver localizado na medula espinhal [79].

6.1. Lipomas

O lipoma intramedular não-distrófico é um tumor raro, representando menos de 1% de todos os TMIs, afectando na maioria dos casos adultos jovens e, excecionalmente, crianças; a idade média de aparecimento é de 35 anos [133]. De acordo com Fischer e Brotchi [79], os lipomas representam 6,4% dos TMIs.

Os lipomas aumentam de tamanho ao longo do tempo devido à

hipertrofia do tecido lipomatoso, que ocorre sempre que há alterações no tecido adiposo do corpo em geral; por outras palavras, é possível reduzir o tamanho de um lipoma seguindo uma dieta pobre em gordura e perdendo peso [69]; também aumentam de tamanho durante a terapia com corticosteróides [3].

A história pré-operatória tende a ser mais longa do que a de outras entidades do TMI.

Os sintomas são dominados por dor ou distúrbios esfincterianos. A tomografia computorizada pode mostrar uma lesão intramedular hipodensa, mas a RM continua a ser o exame de eleição para o diagnóstico, mostrando uma imagem de hipersinal na sequência ponderada em T1 e hipossinal na sequência ponderada em T2, sem alteração de sinal após injeção de gadolínio e desaparecendo na sequência de saturação de gordura (Fig. 32).

Os lipomas não têm um plano de clivagem e comportam-se como uma neoplasia infiltrativa, pelo que a ressecção completa de um lipoma não é recomendada, sendo a descompressão o procedimento de eleição [65-67-131]. Vários autores recomendam a utilização do laser de dióxido de carbono para a sua remoção [170].

Para Lee [148], a dor pode melhorar, mas não encontrou qualquer alteração no estado neurológico. Para Klelamp et al [133], 2/5 dos pacientes melhoraram e 3 pioraram com uma síndrome disestésica, dois dos quais foram complicados por uma mielopatia progressiva ligada a uma medula espinal pós-fixada.

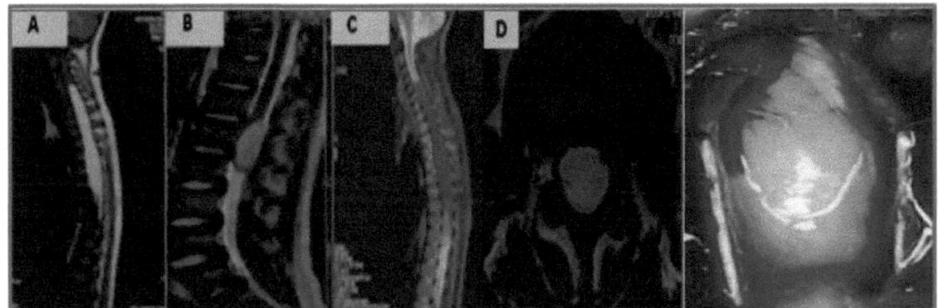

Fig. 38: RMN sagital T1, T2 e axial e vista operatória de um lipoma bipolar.

6.2. Quistos dermoides e epidermoides

[ème] [ème]Os quistos dermoides e epidermoides são formações tumorais benignas, de crescimento lento, quase sempre de origem congénita, resultantes da inclusão aberrante de elementos ectodérmicos durante o encerramento do tubo neural entre as 3 e as 5 semanas de desenvolvimento embrionário; no entanto, se forem iatrogénicos, são frequentemente extramedulares.

Os quistos contêm células secretoras responsáveis pela sua expansão. Na série SNCLF [79], representam 2,9% dos DMIs, com uma idade média de diagnóstico de 32 anos.

A história é muito mais curta do que a dos lipomas. Em média, dura 51 meses [133]. Os sintomas clínicos não são patognomónicos, embora tenham sido descritos casos agudos que estão associados a meningite asséptica [226] ou à formação de abcessos [45].

A RM, tal como para todos os EIM, é o exame fundamental para o diagnóstico dos quistos dermóides e epidermóides, cujo aspeto é semelhante ao das localizações intracranianas, com hipersinal em ambas as sequências para os quistos dermóides e iso/hipossinal em T1 e hipersinal em T2 para os quistos epidermóides, embora tenham sido descritos sinais mistos (Fig.33) [55-79].

Estas lesões são tratadas cirurgicamente, com o objetivo de serem completamente removidas. A abertura da cápsula permite a remoção fácil do conteúdo quístico mole, o que poupa espaço e reduz qualquer mobilização inadvertida de estruturas nervosas adjacentes. Ao contrário da cirurgia intracraniana, a clivagem entre a cápsula e a medula é frequentemente difícil devido a aderências. Nesses casos, pode ser sensato contentar-se com uma excisão incompleta devido aos riscos funcionais, especialmente porque a recorrência é baixa e ocorrerá tão lentamente quanto a história clínica [4-55-79].

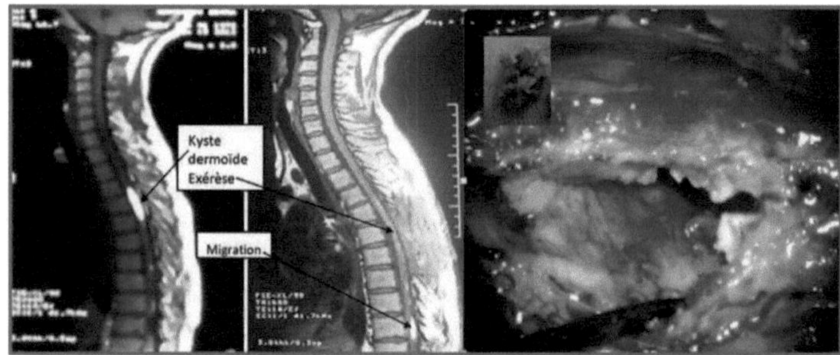

Fig. 40: Ressonância magnética pré e pós-operatória e vista operatória de um quisto dermoide com fuga de gotículas lipídicas para o canal ependimal após a remoção. À direita, a vista operatória.

7. MELANOCITOMAS

O melanoma primário é um tumor raro, relatado pela primeira vez em 1972 por Limas e Tio, e desde então cerca de 100 casos foram relatados no SNC (cérebro e medula espinhal) [5]. Ocorre predominantemente em adultos de meia-idade, sem predominância de género. O diagnóstico demora em média um ano. Os sintomas estão principalmente confinados aos membros inferiores, em associação direta com a sua localização torácica preferencial. A dor na coluna vertebral está presente em 60-85% dos casos. O líquido cefalorraquidiano é frequentemente patológico, por vezes xantocrómico e excecionalmente negro. A RMN reveste-se de particular interesse devido ao comportamento paramagnético da melanina contida nos melanócitos. Apresenta um hipersinal relativo na ponderação T1 e na densidade protónica e um hipossinal na ponderação T2 (Fig. 34). Na presença de uma lesão intramedular com sinal paramagnético, são possíveis várias hipóteses de diagnóstico, nomeadamente um melanoma primário ou secundário, um lipoma ou uma lesão hemorrágica.

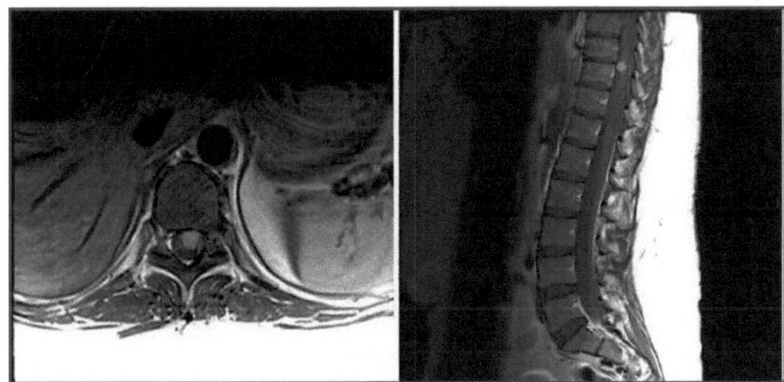

Fig. 41: RMN T1 com gadolínio: melanocitoma intramedular T9-T10, com realce homogéneo.

O melanocitoma intramedular é considerado primário quando não se encontra outro melanocitoma fora do sistema nervoso central. Encontra-se normalmente na zona média ou inferior do tórax.

O tratamento não está codificado, mas combina frequentemente cirurgia e radioterapia. Devem ser efectuados exames de ressonância magnética à distância para verificar se há recidiva local ou metástases leptomeníngeas, que são prognósticos [14-88-158-248].

8. QUISTOS EPENDIMOGLIAIS

Anteriormente designados por ventrículos terminais, devido à sua frequência no cone medular, são atualmente omnipresentes e surgem essencialmente na idade adulta [46-213].

A RM facilita o diagnóstico, a avaliação e a diferenciação dos quistos, que são bem limitados, geralmente anteriores e excêntricos ao ducto, com um sinal idêntico ao do LCR (Fig.35No entanto, os critérios de diagnóstico da siringomielia baseiam-se essencialmente na forma e tamanho do quisto, que leva a uma expansão bipolar simétrica sem septos da medula, enquanto que a siringomielia tende a afunilar em ambas as extremidades [238].

A maioria dos autores considera que o quisto ependimoglial é a consequência de uma proliferação de células ependimárias ectópicas [82].

Patologicamente, o quisto ependimário é caracterizado por um revestimento de epitélio sobreposto a tecido fibroso sem a interposição de uma membrana basal. O conteúdo do cisto é um líquido claro que lembra o LCR, mas também pode ser espesso e rico em proteínas [82].

O tratamento é exclusivamente cirúrgico nos casos sintomáticos e consiste na drenagem do quisto para o espaço subaracnoideu, sendo esta comunicação mantida por eversão da margem quística ou, por vezes, pela interposição de um shunt. Quanto mais cedo o paciente for operado, melhores serão os resultados [219].

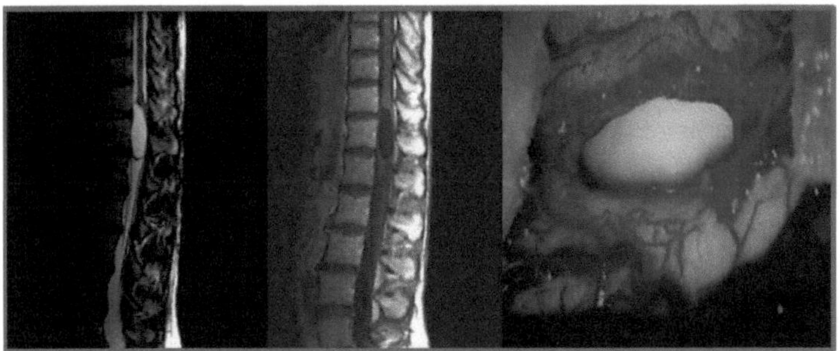

Fig.42: RM sagital T2, T1 e vista operatória de um quisto ependimoglial do cone terminal. Direita: vista operatória.

9. OUTROS TEMPOS

Meningiomas, schwannomas, linfomas primários, metástases de tumores cerebrais malignos, sarcoidose e outras entidades gliais são raros [79128-129-133-175-189].

VII. CONCLUSÃO

Os TMI são lesões raras que requerem um conhecimento clínico especial e uma abordagem de diagnóstico rápida, uma vez que só um diagnóstico precoce numa fase funcional preservada pode garantir um resultado pós-operatório favorável.

Assim, embora seja vital ter bons clínicos para uma melhor abordagem diagnóstica e neurocirurgiões experientes, é ainda mais importante proporcionar um acesso fácil à imagiologia por RMN, que deve ser generalizada nos hospitais públicos.

A raridade destas lesões faz com que a criação de um centro especializado em cirurgia da espinal medula seja uma prioridade absoluta e pode ser considerada o único meio ao nosso alcance atualmente, capaz de otimizar os resultados destas lesões graças a um recrutamento orientado e, por conseguinte, a uma melhor gestão.

A importância de um diagnóstico precoce para intervir sem demora e efetuar uma ressecção total deve ser claramente sublinhada; este objetivo parece ser alcançável para os doentes em boas condições funcionais com TMI benigno ou maligno de baixo grau, mas sem colocar os doentes em risco funcional importante.

A monitorização neurofisiológica intra-operatória é uma ferramenta fundamental para otimizar a qualidade da exérese e minimizar os riscos operatórios; no entanto, outros meios técnicos como a CUSA e a ecografia intra-operatória parecem ser uma mais-valia importante no arsenal cirúrgico, que melhora sobretudo o conforto do cirurgião.

Esperamos que esta iniciativa abra caminho a outros esforços para melhorar a análise e a gestão destas lesões.

O prognóstico e os resultados do tratamento a longo prazo dos DMI são favoráveis, particularmente para os DMI benignos, que representam a maioria destas lesões, desde que estejam prontos para a erradicação total. O papel e as vantagens do tratamento adjuvante, ou seja, a radioterapia e a quimioterapia, ainda não estão bem estabelecidos.

BIBLIOGRAFIA

1. Abdel-Wahab M, Corn B, Wolfson A: Factores de prognóstico e sobrevivência em doentes com gliomas da medula espinal após radioterapia. Am J Clin Oncol 1999, 22: 344-5.

2. Aghakhani N, David P, Parker F: Ependimoma espinal intramedular: análise de uma série consecutiva de 82 casos em adultos, com especial atenção para os doentes sem défice neurológico pré-operatório. Neurosurgery 2008, 62: 1279-1285.

3. Agraharkar A, McGillicuddy G, Ahuja T: Crescimento de um lipoma intramedular num recetor de transplante renal. Transplantation 2000, 69: 1509-1511.

4. Akhaddar A, El Hassani MY, Ghadouane M: Quisto dermoide do cone medular revelado por retenção crónica de urina. Journal of Neuroradiology 1999,26/2, p. 132.

5. Allan H, Friedman Isaac O, Karikari O: Melanocitoma intramedular primário da medula espinhal: relato de caso. Neurosurgery 2009, 64: E777-E778.

6. Allen JC, Aviner S, Yates AJ: Children's Cancer Group Treatment of high-grade spinal cord astrocytoma of childhood with "8-in-1" chemotherapy and radiotherapy: a pilot study of CCG-945. J Neurosurg 1998, 88: 215-220.

7. Alter M: Tumores da coluna vertebral e da medula espinal. Editado por Klawans HL (editor). Amesterdão: American Elsevier: 2008, 55-61.

8. Alvisi C, Cerisoli M, Giulioni M: Gliomas espinais intramedulares: resultados a longo prazo do tratamento cirúrgico.Ata Neurochir (Wien). 1984, 70: 169-179.

9. Ammerman JM, Lonser RR, Dambrosia J: História natural a longo prazo dos hemangioblastomas em doentes com doença de Von Hippel-Lindau: Implicações para o tratamento. J Neurosurg 2006, 105: 248-255.

10. Anakwenze OA, Auerbach JD, Buck DW: O papel da fusão simultânea para evitar a deformidade da coluna vertebral após a excisão de um tumor intramedular da medula espinal em crianças. J Pediatr Orthop. 2011, Jul-Ago; 31(5): 475-9.

11. Anderson.M: tumores do cérebro e da coluna vertebral. Springer Science+Business Media, LLC, 2007, p. 312.

12. Ardeshiri A, Chen B, Hütter BO, Oezkan N, Wanke I, Sure U, Sandalcioglu IE. Intramedullary spinal cord astrocytomas: the influence of localization and tumor extension on resectability and functional outcome. Ata Neurochir (Wien). 2013 Jul;155(7).

13. Balmaceda C: Quimioterapia para tumores intramedulares da medula espinhal. Neurooncol. 2000, maio; 47 (3):293-307.

14. Barth A, Pizzolato GP, Berney J: Melanocitoma meníngeo intramedular. Neurosurgery. 1993, 19:188-194.

15. Bazan Cd, New PZ, Kagan-Hallet KS: MRI of radiation induced spinal cord glioma. Neuroradiology, 1990, 32:331-333.

16. Beck OJ: A utilização do laser Nd-YAG e do laser CO2 em neurocirurgia. Neurosurg Rev, 1980, 3: 261-266.

17. BenesV, Barsa P, Benes V: Factores de prognóstico em astrocitomas intramedulares; uma revisão da literatura. Eur Spine J. 2009; 18(10):1397-1422.

18. Berhouma M, Bahri K, Houissa S: Gestão de tumores intramedulares da medula espinal: considerações cirúrgicas e resultados em 45 casos. Neurochirurgie 2009, 55(3):293-302.

19. Bhatoe HS, Singh P, Chaturvedi A: Lipomas intramedulares não lisérgicos da medula espinal: uma revisão. Neurosurg Focus 2005, 18 (2):ECP1.

20. Bian LG, Bertalanffy H, Sun QF: Malformações cavernosas intramedulares: características clínicas e técnica cirúrgica via hemilaminectomia. Clin Neurol Neurosurg 2009, 111:511-517.

21. Bostrom A, Hans FJ, Reinacher PC: Hemangioblastomas intramedulares: momento da cirurgia, técnica microcirúrgica e seguimento em 23 pacientes. Eur Spine J. 2008, Jun; 17(6):882-6.

22. Bostrom A, Von Lehe M, Hartmann W: Cirurgia para ependimomas da medula espinal; resultados e factores de prognóstico. Neurosurgery. 2011, 68:302-309.

23. Bouaziz M. C. Daghfous M. S. Ladeb M. F: Escoliose infantil revelando tumores da medula espinhal. J Orthop Surg Traumatol 2006, 16: 318-321.

24. Bouffet E, Pierre-Kahn A, Marchal J C: Factores de prognóstico no astrocitoma pediátrico da medula espinal. Cancro 1998, 83:2391-2399.

25. Boyd SG, Rothwell JC, Cowan JM: Um método de monitorização da função nas vias corticoespinhais durante a cirurgia de escoliose com uma nota sobre as velocidades de condução motora.
J Neurol Neurosurg Psychiatry 1986,49/3:251-7.

26. Brotchi J, Dewitte O, Levivier M: Um estudo de 65 tumores na medula espinal: resultados cirúrgicos e a importância da ressonância magnética pré-operatória. Neurosurgery 1991, 29:651-656.

27. Brotchi J, Fischer G: Ependimomas da medula espinal. Neurosurg Focus 1998, 15; 4(5):e2.

28. Brotchi J: Ressecção de tumor intrínseco da medula espinhal. Neurosurgery 2002, 50:1059-1063.

29. Brotchi J, Bruneau M, Lefranc F: Cirurgia de Tumores Intraespinhais da

Medula. Clin Neurosurg. 2006,53:209-216.

30. Browne TR, Adams RD, Roberson GH: Hemangioblastoma da medula espinhal. Revisão e relato de cinco casos. Arch Neurol 1976, 33:435-441.

31. Bulsara KR, Sukhla S, Nimjee SM: História da coagulação bipolar. Neurosurg Rev 2006, 29:93-96.

32. Canavero S, Pagni CA, Duca S: Angiomas cavernosos intramedulares da coluna vertebral; uma meta-análise da literatura. Surg Neurol 1994, 41:381-388.

33. Cantore G, Delfini R, Cervoni L: Angiomas cavernosos intramedulares da medula espinhal: relato de seis casos. Surg Neurol 1995, 43:448-451.

34. Cantore G, Ciappetta P, Santoro A: Descontinuous myelotomy; an alternative to standard myelotomy in the surgical treatment of intramedullary spinal cord tumours. Ata Neurochir (Wien) 2002, abril; 144(4):373-6.

35. CBTRUS: http://www.cbtrus.org/reports//2007.

36. Chamberlain MC: Etoposide for recurrent spinal cord ependymoma. Neurology 2002, 23; 58(8):1310-1.

37. Chandler WF, Knake JE: Uso intra-operatório de ultrassom em neurocirurgia. Clin Neurosurg 1983, 31: 550-563.

38. Chang UK, Choe WJ, Chung SK: Resultados cirúrgicos e factores de prognóstico dos ependimomas intramedulares da coluna vertebral em adultos. J Neurooncol 2002, 57: 133-139.

39. Chason JL, Walker FB, Landers JW: Metastatic carcinoma in the central nervous system and dorsal root Ganglia a prospective autopsy study. Cancro 1963, 16: 781-787.

40. Chigasaki H, Pennybacker JB: Um longo estudo de acompanhamento de 128 casos de tumores intramedulares da medula espinhal.Neurol Med Chir (Tokyo) 1968, 10: 25-66.

41. Chun H, Schmidt-Ullrich R, Wolfson A, Tercilla O: External beam radiotherapy for primary spinal cord tumors. J Neurooncol 1990, 9: 211-217.

42. Clark AJ, Lu DC, Richardson RM: Técnica cirúrgica de oclusão arterial temporária no tratamento cirúrgico de hemangioblastomas da coluna vertebral. World Neurosurg. 2010, Jul; 74(1): 200-5.

43. Cloyd MW: Low FN: Microscopia eletrónica de varrimento do espaço subaracnoide no cão. I. Níveis da medula espinhal. J Comp Neurol 1974, 153:325-368.

44. Cohen-Gadol AA, Jacob JT, Edwards DA: Coexistência de malformações cavernosas intracranianas e espinais: um estudo da prevalência e da história natural. J Neurosurg 2006, 104:376-381.

45. Cokca F, Meco O, Arasil E: Um abcesso de quisto dermoide intramedular devido a Brucella abortus biótipo 3 nos níveis espinais T11-L2. Infection 1994, 22: 359-360.

46. Coleman LT, Zimmerman RA, Rorke LB: Ventriculus terminalis of the conus medullaris: MR findings in children.AJNR Am J Neuroradiol 1995, 16:1421-1426.

47. Colnat-Coulbois S, Klein O, Braun M: Gestão de Astrocitoma Pilocítico Cístico Intramedular com Irradiação Intracavitária de Rénio-186: Relato de Caso. Neurosurgery 2010, 66:E1023-E1024.

48. Constantini S, Miller DC, Allen JC: Excisão radical de tumores intramedulares da medula espinal: morbididade cirúrgica e avaliação do seguimento a longo prazo em 164 crianças e jovens adultos. JNeurosurg 2000, 93:183-193.

49. Conway JE, Chou D, Clatterbuck R: Hemangioblastomas do sistema nervoso central na síndrome de von Hippel-Lindau e na doença esporádica. Neurosurgery 2001, 48:55-63.

50. Cooper PR: Resultados após tratamento cirúrgico de tumores intramedulares da medula espinal em adultos: resultados intermédios e a longo prazo em 51 pacientes. Neurosurg 1989, 25: 855-859.

51. Cosgrove GR, Bertrand G, Fontaine S: Angiomas cavernosos da medula espinal. JNeurosurg 1988, .68:31-36.

52. Costigan DA, Winkelman MD: Medula espinal intramedular metástases. Estudo clinicopatológico de 13 casos. J Neurosurg 1985, 62:227-233.

53. Cristante L, Herrmann HD: Tratamento cirúrgico das lesões intramedulares hemangioblastoma da medula espinhal. Ata Neurochir (Wien) 1999, 141:333-340.

54. Crowley RW, Sherman JH, Le BH, Jane JA Sr: metástase intramedular da medula espinhal de carcinoma da bexiga: relato de caso Neurosurg 2008, 63:E611-E612.

55. Cupta S, Gupta RK, Gujral RB: Padrões de intensidade de sinal em dermóides e epidermóides intra-espinhais em imagens de RM. Radiologia Clínica 1993, 48/6,405-413.

56. Damadian R: Deteção de tumores por ressonância magnética nuclear. Science 1971, 171:1151-1153.

57. Daniel C. Lu, Michael T: Apresentação clínica e tratamento cirúrgico das malformações cavernosas intramedulares da medula espinal Neurosurg Focus 2010, 29 (3):E12.

58. Daniel T, Nagasawa, B.A, Zachary A: Complicações associadas ao tratamento de ependimomas espinhais Neurosurg Focus 2011, 31 (4):E13.

59. Deletis V: Neurofisiologia intra-operatória e metodologias utilizadas para monitorizar a integridade funcional do sistema motor. In: Deletis V, Shils J (eds) Neurophysiology in neurosurgery: a modern intraoperative approach. Académico, San Diego, 2002: 25-50.

60. Deutsch H, Jallo GI, Epstein F: Cavernoma intramedular da coluna vertebral: apresentação clínica e resultados cirúrgicos. J Neurosurg 2000, 93 (1 Suppl):65-70.

61. Deutsch H: Pain outcomes after surgery in patients with intramedullary spinal cord cavernous malformations (Resultados da dor após cirurgia em pacientes com malformações cavernosas intramedulares da medula espinhal). Neurosurgery Focus, 2010, Sep; (3) :E15.

62. DeutschH, Shrivistava R, Epstein F: Malformações cavernosas espinhais intramedulares pediátricas. Spine 2001, 26:E427-E431.

63. Djindjian R: Malformações vasculares. In: Shapiro R (ed) Myelography, 4th edn. Year Book Medical Publishers, Chicago, 1984.

64. Dow G, Biggs N, Evans G: Tumores da coluna vertebral na neurofibromatose tipo
2. O conhecimento emergente do genótipo é preditivo da história natural? J Neurosurg Spine 2005, 2:574-579.

65. Dyck P: Lipoma intramedular. Diagnóstico e tratamento. Spine 1992, 17:979-981.

66. Ebert C, Von Haken M, Meyer-Puttlitz B: Análise genética molecular de tumores ependimários. Mutações NF2 e perda do cromossoma 22q ocorrem preferencialmente em ependimomas espinais intramedulares. Am J Pathol. 1999, agosto; 155(2):627-32.

67. El Khamlichi A, El Ouahabi A, Amrani F, Agdach R, Bellakhdar F: Lipoma intramedular. A propos de 3 cas. Neurochirurgie. 1989; 35(6):366-70.

68. El Negamy E, Sedgwick EM: Potenciais somatossensoriais cervicais retardados na espondilose cervical. J Neurol Neurosurg Psychiatry 1979, 42:238-241.

69. Endoh M, Iwasaki Y, Koyanagi I: Retração espontânea de um lipoma lombossacro em conjunto com uma diminuição geral da gordura corporal: relato de caso. Neurosurgery 1998, 43/1:150-1.

70. Epstein F, Epstein N: Tratamento cirúrgico de astrocitomas da medula espinal na infância. Uma série de 19 pacientes. J Neurosurg 1982, 57:685-689.

71. Epstein F: Astrocitomas da medula espinhal na infância. Adv Tech Stand

Neurosurg 1986, 13:135-169.

72. Epstein FJ, Farmer JP, Freed D: Adult intramedullary spinal cord ependymomas: the results of surgery in 38 patients. J Neurosurg 1993, 79:204-209.

73. Epstein FJ, Farmer JP, Freed D: Astrocitomas intramedulares adultos da medula espinhal. J Neurosurg 1992, 77: 355-359.

74. Epstein FJ, Farmer JP, Schneider SJ: A ultrassonografia intra-operatória é um importante complemento cirúrgico para tumores intramedulares. J Neurosurg 1991, 74/5:729-33.

75. Eroes CA, Zausinger S, Kreth FW: Astrocitoma e ependimoma intramedulares de baixo grau. Resultados cirúrgicos e factores de previsão de resultados clínicos. Ata Neurochir (Wien). abril; 152 (4):611-8.

76. Fakhrai N, Neophytou P, Dieckmann K, Nemeth A: Ependimoma espinal recorrente com remissão parcial sob Imatimib. Ata Neurochir (Wien). 2004, Nov; 146(11):1255-8.
77. Fakhreddine MH, Mahajan A, Penas-Prado M: Tratamento, factores de prognóstico e resultados em astrocitomas da medula espinal. Neuro-Oncology. 2013 Abr; 15(4):406-12.

78. Ferrante L, Mastronardi L, Celli P, Lunardi P, Acqui M: Intramedullary spinal cord ependymomas a study of 45 cases with long-term follow-up. Ata Neurochir (Wien). 1992, 119:74-79.

79. Fischer G, Brotchi J: Tumores intramedulares. Relatório da Sociedade Francesa de Neurocirurgia. 45eme congres annuel. Angers, 15 a 12 de junho de 1994. Neurochirurgie. 1994, 40 Suppl 1: 1-108.

80. Flamm ES, Ransohoff J, Wuchinich D: Preliminary experience with ultrasonic aspiration in neurosurgery (Experiência preliminar com aspiração ultra-sónica em neurocirurgia). Neurosurgery. 1978, 2:240-245.

81. Forster MT, Marquardt G, Seifert V, Szelényi A: Spinal Cord Tumor SurgeryImportance of Continuous Intraoperative Neurophysiological Monitoring After Tumor Resection. Spine. Vol 37, Número 16, pp E1001-E1008.

82. FortunaA, Mercuri S: Quistos espinais intradurais. ActaNeurochir (Wien). 1983, 68:289314.

83. Garcés-Ambrossi GL, McGirt MJ, Mehta VA, Sciubba DM: Factores associados à sobrevivência livre de progressão e ao resultado neurológico a longo prazo após a ressecção de tumores intramedulares da medula espinal: análise de 101 casos consecutivos. J Neurosurg Spine. 2009, Nov; 11(5):591-9.

84. Garcia DM: Tumores primários da medula espinhal tratados com cirurgia e irradiação pós-operatória. Int J Radiat Oncol Biol Phys. 1985, 11/11:1933-1939.

85. Gavin Quigley D, Farooqi N, Pigott TJ: Previsores de resultados no tratamento do ependimoma da medula espinal. Eur Spine J. 2007, 16(3):399-404.

86. Glasker S, Shah MJ, Hippchen B, Neumann HP, van Velthoven V: Ressecção guiada por Doppler-sonografia de hemangioblastomas do sistema nervoso central. Neurosurgery. 2011. Jun; 68(2 Suppl Operative):267-75.

87. Glasker S, Van Velthoven V: Risco de hemorragia em hemangioblastomas do sistema nervoso central. Neurosurgery. 2005, 57:71-76.

88. Glick R, Baker C, Husain S: Melanocitomas primários da medula espinhal: relato de sete casos. Clin Neuropathol. 1997, 16:127-132.

89. Gnarra JR, Zhou S, Merrill MJ: Regulação pós-transcricional do mRNA do fator de crescimento endotelial vascular pelo produto do gene supressor de tumores VHL. Proc Natl Acad Sci U S A. 1996, 93:10589-10594.

90. Goh KY, Velasquez L, Epstein FJ: Tumores intramedulares da medula espinhal pediátricos: só a cirurgia é suficiente? Pediatr Neurosurg. 1997, 27:34-39.

91. Greenwood J Jr: Tumores intramedulares da medula espinhal. Um estudo de seguimento após remoção cirúrgica total. J Neurosurg. 1963, 20:665-668.

92. Gregory D. Cramer: anatomia básica e clínica da coluna vertebral, medula espinal e ans, por Mosby6ed:1995.63-68.

93. Gross BA, Du R, Popp AJ, Day AL: Malformações cavernosas intramedulares da medula espinhal. Neurosurg Focus. 2010, Sep;29(3):E14.

94. Guidetti B, Fortuna A: Tratamento cirúrgico do hemangioblastoma intramedular da medula espinal. Relato de seis casos. J Neurosurg. 1967, 27:530-540.

95. Guidetti B, Mercuri B, Vagnozzi R: Resultados a longo prazo do tratamento cirúrgico de 129 gliomas espinais intramedulares. J Neurosurg. 1981, 54:323-330.

96. Halvorsen CM, Kolstad F, Hald J: Resultado a longo prazo após a ressecção de ependimomas intra-espinhais: Relatório de 86 casos consecutivos. Neurosurgery. 2010, 67:1622-1631.

97. Hanbali F, Fourney DR, Marmor E: Spinal cord ependymoma radical surgical resection and outcome. Neurosurgery. 2002, 51:1162-1172.

98. Hara Y, Tamaki N, Nakamura M, Nagashima T, Yamashita H, Takaishi Y: Uma nova técnica para a monitorização visual intra-operatória durante a cirurgia da coluna vertebral: angiofibra e ultrassonografia endoscópica. J Clin Neurosci. 2001, Jul; 8(4):347-50.

99. Harrop JS, Ganju A, Groff M, Bilsky M: Primary intramedullary tumors of the spinal cord. Spine (Phila Pa 1976). 2009, 15 de outubro; 34(22 Suppl):S69-77.

100. Hausmann ON, Kirsch EC, Tolnay M, Gratzl O: Tumores intramedulares da espinal medula: um estudo de resultados clínicos e de acompanhamento radiológico. Swiss Med Wkly. 131:582-587, 2001.

101. Henson JW: Gliomas da medula espinhal. Current Opinion in Neurology. 2001, 14:679-682.

102. Herrmann HD, Neuss M, Winkler D: tumores intramedulares da medula espinal ressecados com técnicas microcirúrgicas de laser de CO2: experiência recente em quinze pacientes. Neurosurgery. 1988, 22(3):518-22.

103. Hida K, Iwasaki Y, Seki T: operação em dois estágios para ressecção de astrocitoma da medula espinhal; relato técnico de três casos. Neurosurgery. 2006, 58[ONS Suppl 2]: ONS-373-ONS-374.

104. Holland EC: Gliomagenesis: alterações genéticas e modelos em ratos. Nat Rev Genet. 2001, 2:120-129.

105. Holland EC: Células progenitoras e formação de gliomas. Curr Opin Neurol. 2001,14:683-688.

106. HorwitzNH: Charles A. Elsberg (1871-1948). Neurosurgery. 1997, 40:1315-1319.

107. Hoshimaru M, Koyama T, Hashimoto N: Resultados do tratamento microcirúrgico de ependimomas intramedulares da medula espinhal: análise de 36 casos. Neurosurgery. 1999, 44:264-269.

108. Houten JK, Cooper PR: Spinal cord astrocytomas: presentation, management and outcome. J Neurooncol. 2000, 47:219-224.

109. Houten JK, Weiner HL: Tumores intramedulares pediátricos da medula espinhal: considerações especiais. JNeurooncol. 2000, 47:225-230.

110. Huddart R, Traish D, Ashley S, Moore A, Brada M: Management of spinal astrocytoma with conservative surgery and radiotherapy. Br J Neurosurg. 1993, 7:473-481.

111. Hulshof MC, Menten J, Dito JJ, Dreissen JJR, Van den Bergh R, Gonzalez D: Treatment results in primary intraspinal gliomas. Radiat Oncol 29: 294-300, 1993

112. Hurth.M, David.P: Astrocitomas intramedulares: o que fazer. La Lettre du Neurologue. 2002,6/ 5,165-167.

113. Innocenzi G, Raco A, Cantore G: Astrocitomas e ependimomas intramedulares no grupo etário pediátrico: um estudo retrospetivo. Childs Nerv Syst. 1996, 12:776-780.

114. Isaacson SR: Radioterapia e tratamento dos tumores intramedulares da medula espinal. JNeurooncol. 2000, 47(3):231-8.

115. Ito U, Tomita H, Yamazaki S, Takada Y, Inaba YCT: achados de disseminação leptomeníngea e periventricular de tumores. Relato de quatro casos. Clin Neurol Neurosurg. 1986, 88(2):115-20.

116. Jallo GI, Danish S, Velasquez L: Intramedullary low-grade astrocytomas long-term outcome following radical surgery. JNeurooncol. 2001, 53:61-66.

117. Jallo GI, Freed D, Epstein F: Tumores intramedulares da medula espinhal em crianças.Childs Nerv Syst 2003, 19:641-649.

118. Jallo GI, Freed D, Zareck M, Epstein F: Apresentação clínica e tratamento ótimo das malformações cavernosas intramedulares. Neurosurg Focus. 2006, 21(1):e10.

119. Jallo GI, Kothbauer KF, Epstein FJ: Microcirurgia a laser de contacto. Sistema Nervoso Infantil.
2002,18:333-336.

120. Jeffrey P B, Scott E: Spinal lipomas. Neurosurg Focus. 2001, 10 (1): Artigo 3.

121. Jellema K, van Overbeeke J J, Teepen L: Tempo para o diagnóstico de tumores intra-espinhais. Jornal Europeu de Neurologia. 2005, 12/8, 621-624.

122. Jellinger K, Kothbauer P, Sunder-Plassman E: Metástases intramedulares da medula espinal. J Neurol. 1979, 220: 31-41.

123. Jeong SM, Chung YG, Lee JB: Disseminação intracraniana de astrocitoma anaplásico da medula espinhal. J Korean Neurosurg Soc. 2010, 47(1):68-70.

124. Jones SJ, Buonamassa S, Crockard HA: Dois casos de quadriparesia após discectomia cervical anterior com potenciais evocados somatossensoriais perioperatórios normais. J Neurol Neurosurg Psychiatry. 2003, 74/2:273-6.

125. Jyothirmayi R, Madhavan J, Nair MK, Rajan B: Cirurgia conservadora e radioterapia no tratamento do astrocitoma da medula espinal. Journal of NeuroOncology. 1997,33: 205-211.

126. Kalayci M, Cagavi F, Gül S: Metástases intramedulares da medula espinal: diagnóstico e tratamento - uma revisão ilustrada. Ata Neurochir. 2004, 146: 1347-1354.

127. Kawakami N, Mimatsu K, Kato F: Sonografia intra-operatória de tumores intramedulares da medula espinhal. Neuroradiology. 1992, 34:436-439.

128. Kawasaki K, Wakabayashi K, Koizumi T, Tanaka R, Takahashi H: Spinal cord involvement of primary central nervous system lymphomas: histopathological examination of 14 autopsy cases. Neuropathology. 2002, Mar; 22(1):13-8.

129. Keegan. BM, Flanagan E, O'Neill BP: Linfoma intramedular primário da medula espinal. Neurology. 2011, 77:784-791.

130. Kharkar S, Shuck J, Conway J: The natural history of conservatively managed symptomatic intramedullary spinal cord cavernomas. Neurosurgery. 2007, 60: 865-872.

131. Kim CH, Wang KC, Kim SK: Lipoma intramedular da coluna vertebral relato de três casos. Spinal Cord. 2003, 41:310-315.

132. Kim MS, Chung CK, Choe G, Kim IH: Astrocitoma intramedular da medula espinhal em adultos: resultado pós-operatório. J Neurooncol. 2001 Mar;52(1):85-94.

133. Klekamp J, Samii M: Surgery of Spinal Tumors Springer-Verlag Berlin Heidelberg. 2007, 120-14.

134. Koos WT, Day JD: Cirurgia neurológica na Universidade de Viena. Neurosurgery. 1996, 39:583-587.

135. Kopelson G, Linggood RM, Kleinman GM: Management of intramedullary Spinal cord tumors (Gestão de tumores intramedulares da medula espinal). Radiology. 1980, 135(2):473-9.

136. Koschorek F, Jensen HP, Terwey B: A avaliação dinâmica do canal espinal cervical e da medula espinal por ressonância magnética durante o movimento. Ata Radiol Suppl. 1987, 369:727-9.

137. Kothbauer KF: Tratamento neurocirúrgico de tumores intramedulares da medula espinhal em crianças. Pediatr Neurosurg 2007, 43(3):222-235.

138. Kothbauer KF: Motor Evoked Potential Monitoring for Intramedullary Spinal Cord Tumor Surgery Vedran Deletis Jay L. Shils Neurophysiology in Neurosurgery A Modern Intraoperative Approach Copyright, Elsevier Science (USA). 2002,73-89.

139. KrifaH: tumores intramedulares.http//pf mh.uvt.rnu.tn/id/eprint/194, 2011.

140. Kriss TC, Kriss VM: História do microscópio operatório: Da lupa à microneurocirurgia. Neurosurgery, 1998, 42:899-908.

141. Kucia EJ, Bambakidis NC, Chang SW, Spetzler RF: Técnica Cirúrgica e Resultados no Tratamento de Ependimomas da Medula Espinhal, Parte 1: Ependimomas Intramedulares. Neurosurgery. 2011,68[ONS Suppl 1]:ons57-ons63.

142. Kumar R, Singh V: Lesão intramedular maciça da medula espinal em crianças de um meio em desenvolvimento. PediatrNeurosurg. 2004, 40(1):16-22.

143. Labauge P, Bouly S, Parker F: Resultados em 53 doentes com cavernomas da

medula espinal. SurgNeurol 2008, 70:176-181.

144. Lang J: Clinical Anatomy of the Cervical Spine (Anatomia Clínica da Coluna Cervical). Thieme, Stuttgart (Georg Thieme Verlag, Stuttgart. 1993.

144 bis. Langeron O, Vivien B, Lille F: Monitorização peropérmica da lua épinière. Conferências de Atualização 1997, p. 185-96. 1997 Elsevier, Paris, e SFAR.

145. Lazorthe C, Couate A, Djindjin R: Vascularisation et circulation de la moelle épinière anatomie physiologie, angiographie Masson et Cie Paris 1973, 1-286.

146. Lee DK, Choe WJ, Chung CK: Hemangioblastoma da medula espinal: estratégia cirúrgica e resultados clínicos. JNeurooncol. 2003, 61(1):27-34.

147. Lee J, Parsa AT, Ames CP, McCormick PC: Gestão clínica de ependimomas espinais intramedulares em adultos. Neurosurg Clin N Am. 2006 Jan; 17(1):21-7.

148. Lee M, Epstein F, Rezai AR: Lesões não neoplásicas intramedulares da medula espinhal que imitam tumores. Neurosurgery. 1998, 43:788-795.

149. Lin YH, Huang CI, Wong TT: Tratamento de ependimomas da medula espinal por cirurgia com ou sem radioterapia pós-operatória. JNeurooncol 2005, 71/2:205-10.

150. Linstadt DE, Wara WM, Leibel SA: Radioterapia pós-operatória de tumores primários da medula espinhal. Int J Radiat Oncol Biol Phys. 1989, 16:1397-403.

151. Liu W, James CD, Frederick L: Mutações PTEN/MMAC1 e amplificação de EGFR em glioblastomas. Cancer Res. 1997, 57:5254-5257.

152. Lonser RR, Weil RJ, Wanebo JE: Tratamento cirúrgico de hemangioblastomas da medula espinhal em pacientes com doença de von Hippel-Lindau. J Neurosurg 2003, 98:106-116.

153. Louis DN, Ohgaki H, Wiestler OD: Classificação da OMS dos Tumores do Sistema Nervoso Central. 4.ª ed. Lyon: Centro Internacional de Investigação do Cancro (IARC); 2007.

154. Lowe GM: Imagem por ressonância magnética de tumores intramedulares da medula espinal. J Neurooncol. 2000, 47:195-210.

155. Lu DC, Chou D, Mummaneni PV: Uma comparação entre as abordagens mini aberta e aberta para a ressecção de tumores espinais intradurais toracolombares. J Neurosurg Spine. 2011 Jun; 14(6):758-64.

156. Lu DC, Lawton MT: Apresentação clínica e tratamento cirúrgico das malformações cavernosas intramedulares da medula espinal. Neurosurg Focus. 2010, Sep; 29(3):E12.

157. Lunardi P, Licastro G, Missori P: A Management of intramedullary tumors in children. Ata Neurochir (Wien). 1993, 120:59-65.

158. Magni .C, Yapo .P, Sonier C.B: Melanoma intramedular primário num relato de caso. Journal of Neuroradiology. 1996, 23/1 p. 41.

159. Maillot C: Les espaces périmédullaires, constitution, organisation et relations avec le liquide cérébrospinal. J radiol. 1990,71 :539-39.

160. Maiuri F, Iaconetta G, Gallicchio B: Ecografia intra-operatória para tumores da coluna vertebral. Correlações com achados de RM e cirurgia. J Neurosurg Sci. 2000, 44/3:115-22.

161. Mandigo CE, Ogden AT, Angevine PD: Tratamento operatório do hemangioblastoma espinhal Neurosurgery. 2009, 65:1166-1177.

162. Manelfe C, Lazorthe G, Roulleau J: arteríolas da dura-máter no homem. ata radiol (diagn). 1972,13: 829-4.

163. Mansfield P: Formação de imagens multiplanares utilizando ecos de spin de RMN. J Phys C Solid State Phys. 1977, 10:L55-L58.

164. Matsyama Y, Sakai Y, Katayama Y, Imagama S, Ito Z: Resultados cirúrgicos do tumor intramedular da medula espinal com monitorização da medula espinal para orientar a extensão da ressecção. J Neurosurg Spine. 2009, maio; 10 (5):404-13.

165. McCormick PC, Torres R, Post KD: Ependimoma intramedular da medula espinhal. J Neurosurg. 1990, 72:523-532.

166. McGirt MJ, Chaichana KL, Atiba AS: Incidência de deformidade da coluna vertebral após ressecção de tumores intra-medulares da medula espinhal em crianças submetidas a laminectomia em comparação com laminoplastia. J Neurosurg Pediatr. 2008, Jan; 1(1):57-62.

167. McGirt MJ, Chaichana KL, Attenello F, Witham T, Bydon A, Yao KC, Jallo GI; Deformidade da coluna vertebral após ressecção de tumores intramedulares cervicais da medula espinal em crianças. Childs Nerv Syst. 2008, Jun; 24(6):735-9.

168. McGirt MJ, Constantini S, Jallo GI: Correlação de uma escala de classificação pré-operatória com a deformidade progressiva da coluna vertebral após cirurgia para tumores intramedulares da medula espinal em crianças. J Neurosurg Pediatr. 2008, Out; 2(4): 277-81.

169. McGirt MJ, Goldstein IM, Chaichana KL, Tobias ME, Kothbauer KF, Jallo GI: Extensão da ressecção cirúrgica de astrocitomas malignos da medula espinhal: análise do resultado de 35 pacientes. Neurosurgery. 2008, Jul; 63(1): 55-60 ; discussão 60-1.

170. McLone DG, Naidich TP: Ressecção a laser de cinquenta lipomas da coluna vertebral. Neurosurgery. 1986, 18:611-615.

171. Mehta AI, Mohrhaus CA, Husain AM, Karikari IO, Hughes B, Hodges T: Mapeamento da Coluna Dorsal para a Ressecção Intramedular de Tumores da Medula Espinhal Diminui a Disfunção da Coluna Dorsal. J Spinal Disord Tech. 2012, 25: 205209.

172. Mehta GU, Asthagiri AR, Bakhtian KD, Lonser RR: Resultado funcional após a ressecção de hemangioblastomas da medula espinhal associados à doença de von Hippel-Lindau. J Neurosurg: Spine. 2010,12. 233- 242.

173. Mihara H, Kondo S, Takeguchi H: Morfologia e dinâmica da medula espinal durante a laminoplastia cervical: avaliação com ecografia intra-operatória. Spine. 2007, 1; 32/21:2306-9.

174. Milano MT, Johnson MD, Sul J: Glioma primário da medula espinal: um estudo de base de dados de vigilância, epidemiologia e resultados finais. J Neurooncol. 2010; 98:83-92.

175. Miller DJ, McCutcheon IE: Hemangioblastomas e outros tumores intramedulares pouco comuns. J Neurooncol. 2000 maio; 47(3):253-70.

176. Minehan KJ, Shaw EG, Scheithauer BW: Astrocitoma da medula espinal: considerações patológicas e de tratamento. J Neurosurg. 1995, 83: 590-595.

177. Mirone G, Cinalli G, Spennato P: Hidrocefalia e tumores da medula espinhal: uma revisão. Childs Nerv Syst. 2011, Oct; 27(10):1741-9.

178. Miyazawa N, Hida K, Iwasaki Y: Ressonância magnética a 1,5 T de ependimoma intramedular e classificação do padrão de realce pelo contraste. Neuroradiology. 2000, 42:828-32.

179. Mora J,Cruz O, Gala S: Tratamento bem sucedido de astrocitomas medulares intramedulares infantis com irinotecano e cisplatina. Neuro Oncol. 2007, Jan; 9(1): 39-46.

180. Mork SJ, Loken AC: Ependimoma: um estudo de acompanhamento de 101 casos. Cancer. 1977, 40:907-915.

181. Nadkarni TD, Rekate HL: Tumores intramedulares da medula espinhal pediátricos. Revisão crítica da literatura. Childs Nerv Syst. 1999, 15:17-28.

182. Najjar MW, Kusske JA, Hasso AN: Dermóides intramedulares dorsais. Neurosurg. 2005, 8(4):320-5.

183. Nakamura M, Ishii K, Tsuji T, Takaishi H, Matsumoto M: Tratamento cirúrgico de tumores intramedulares da medula espinhal: prognóstico e complicações. Spinal Cord. 2008, abril; 46(4):282-6.2

184. Nauta HJW, Dolan ED, Yasargil MG: Anatomia microcirúrgica do espaço subaracnoide da coluna vertebral. Surg Neurol. 1983, 19:431-437.

184 bis. Netter.F H: Atlas de anatomia humana. Elsevier Masson; Edição: 5ª edição (6 de julho de 2011).

185. Nicholas DS, Weller RO: A anatomia fina das meninges espinais humanas. Um estudo de microscopia eletrónica de luz e de varrimento. J Neurosurg. 1988, 69:276-282.

186. Nieuwenhuys.R, Voogd.J, van Huijzen.C: The Human Central Nervous System. Springer Berlin Heidelberg Alemanha 4ª Ed: 2008.

187. Nishikawa M, Ohata K, Ishibashi K: A abordagem de vertebrectomia parcial anterolateral para angiomas cavernosos intramedulares cervicais localizados ventralmente. Neurosurgery. 2006, 59 (1 Suppl 1):ONS58-ONS63.

188. Norman D, Mills CM, Brant- Zawadzki M: Magnetic resonance imaging of the spinal cord and canal: Potentials and limitations. AJR Am J Roentgenol. 1983, 141:1147-1152.

189. Nuti C, Vassal F, Tourneux .H, Dumas: Observação de um neuroma intramedular. Revue de la littérature. Neurosurgery. 2007,53/ 5 - p. 437.

190. OgdenAT, FesslerRG: Ressecção minimamente invasiva de ependimoma intramedular: relato de caso. Neurosurgery. 2009, Dez; 65(6):E1203-4.

191. Oh MC, Ivan ME, Sun MZ, Kaur G, Safaee M, ParsaAT: A radioterapia adjuvante atrasa a recorrência após a ressecção subtotal de ependimomas da medula espinhal. Neuro Oncol. 2013, Fev; 15(2):208-15.

192. Ojemann RG, Crowell RM, Ogilvy CS: Management of cranial and spinal cavernous angiomas (palestra de honra). Clin Neurosurg. 1993, 40:98-123.

193. Ortega-Martinez M, Cabezudo JM, Fernández-Portales I: Múltiplos hemangioblastomas do filo terminal sintomáticos durante a gravidez: relato de caso. J Neurosurg Spine. 2007, 7:254-258.

194. Pallatroni HF, Hug EB, Ball PA: Tumor teratóide/rhabdoide atípico da coluna vertebral num adulto: relato de caso e revisão da literatura. J Neurooncol. 2007, 84(1):49-55.

195. Park CH, Hyun SJ, Kim KJ: Cistos ependimários intramedulares espinhais: relato de caso e revisão da literatura. J Korean Neurosurg Soc. 2012 Jul; 52(1):67-70.

196. Park DM, Zhuang Z, Chen L: Os hemangioblastomas associados à doença de von Hippel-Lindau são derivados de células embriológicas multipotentes. PLo S Med. 2007, 4(2):e60.

197. Parsa AT: Intramedullary Spinal Cord Tumors: Molecular insights and Surgical Innovation Chapter 10, Intramedullary Spinal Cord Tumors: Molecular insights book 2. neurosurgeon.org. Biol. 2004, 15:171-176.

198. Parsons R: Human cancer, PTEN and the PI-3 kinase pathway. Semin Cell Dev Biol. 2004, 15(2):171-6.

199. Patil CG, Patil TS, Lad SP, Boakye M: Complicações e resultados após a ressecção de tumores da medula espinal nos Estados Unidos de 1993 a 2002. Spinal Cord. 2008, maio; 46(5):375-9.

200. Patronas NJ, Courcoutsakis N, Bromley CM: Tumores intramedulares e do canal espinhal em pacientes com neurofibromatose 2: achados de imagem por RM e correlação com o genótipo. Radiology. 2001, 218:434-442.

201. Peker S, Ozgen S, Ozek MM: Tratamento cirúrgico de ependimomas intramedulares da medula espinal. Pode o resultado ser previsto pelos parâmetros do tumor? J Spinal Disord Tech. 2004, 17:51-521.

202. Peng L, Qi ST, Chen Z, Fen WF: Tratamento microcirúrgico radical da medula espinal intramedular. Chin Med J (Eng). 2006 Aug 20; 119 (16): 1343-7

203. Pietila TA, Stendel R, Schilling A: Tratamento cirúrgico dos hemangioblastomas da coluna vertebral. Ata Neurochir (Wien). 2000, 142:879-886.

204. Quinones-Hinojosa A, Gulati M, Lyon R: mapeamento da medula espinhal como adjuvante na ressecção de tumores intramedulares: técnica cirúrgica com ilustrações de casos. Neurosurgery. 2002, 51:1199-1207.

205. Rabieshang P, Paleirac R, Michel F Nota sobre o desenvolvimento e a organização dos espaços meníngeos medulares. CR ass anat. 1962,119 :1122-33.

206. Raco A, Esposito V, Lenzi J: Acompanhamento a longo prazo dos tumores intramedulares da medula espinal: uma série de 202 casos. Neurosurgery 2005, 56:972-981.

207. Raco A, Piccirilli M, Landi A: Astrocitomas intramedulares de alto grau: 30 anos de experiência no Departamento de Neurocirurgia da Universidade de Roma "Sapienza". J Neurosurg Spine 2010, 12:144-153.

208. Rajshekhar V, Velayutham P, Joseph M, Babu KS: Factores que prevêem a viabilidade da monitorização dos potenciais evocados motores dos membros inferiores em doentes submetidos a excisão de tumores da medula espinal. J Neurosurg Spine. 2011 Jun; 14(6):748-53.

209. Regelsberger J, Fritzsche E, Langer N, Westphal M: Ultrassonografia intra-operatória de tumores intra e extramedulares. Ultrasound Med Biol. 2005 maio; 31(5):593-8.

210. Reid MH: Visualização ultra-sónica de um astrocitoma cístico da medula cervical. AJR Am J Roentgenol 1978, 131/5:907-8.

211. Rennels ML, Gregory TF, Blaumanis OR: Evidence for a paravascular fluid circulation in the mammalian central nervous system, provided by the rapid distribution of tracer protein throughout the brain from the subarachnoid space. Brain Res 1985, 4; 326(1):47-63.

212. Richard A. Prayson, Karl M: Central Nervous System, Frozen Section Library 6, Springer Science+Business Media, LLC 2011, 55-78.

213. Robertson DP, Kirkpatrick JB, Harper RL, Mawad ME: Cisto ependimal intramedular da coluna vertebral. Relato de três casos. J Neurosurg 1991, 75:312-316.

214. Rodrigues GB, Waldron JN, Wong S: Uma análise retrospetiva de 52 casos de glioma da espinal medula tratados com radioterapia. Int J Radiat Oncol Biol Phys 2000, 48,837-842.

215. Rosomoff HL, Carroll F: Reação da neoplasia e do cérebro ao laser. Arch Neurol 1966, 14:143-148.

216. Roux FX. Rey A. George B: Astrocitomas e ependimomas intramedulares do adulto: a tática terapêutica influencia o resultado a longo prazo? Revisão de 23 casos operados e discussão da literatura. Neurosurgery 1984,30:99-105.

217. Rubinstein LJ: Tumores do Sistema Nervoso Central, fasc 6, Washington in Instituto de Patologia das Forças Armadas (ed): Atlas de Patologia dos Tumores 1972, pp 19-126.

218. Ryu SI. Kim DH. Chang SD: Radiocirurgia estereotáxica para hemangiomas e ependimomas da medula espinhal. Neurosurg Focus 15: Artigo 10, 2003.

219. Saito K, Morita A, Shibahara J, Kirino T: Spinal intramedullary ependymal cyst; a case report and review of the literature. Ata Neurochir (Wien). 2005 Apr; 147(4):443-6.

220. Sakuma S, Iwasaki Y, Isu T: Um caso de metástase medular intramedular de adenocarcinoma do corpo do útero. No Shinkei Geka Japan 1990, 18:653-657.

221. Sala F, Bricolo A, Faccioli F: Cirurgia para tumores intramedulares da medula espinal: o papel da monitorização intra-operatória (neurofisiológica). Euro Spine J 2007, 16 (Suppl 2):S130-S139.

222. Sala F, Palandri G, Deletis V: A monitorização do potencial evocado motor melhora o resultado após a cirurgia de tumores intramedulares da medula espinal: um estudo de controlo histórico. Neurosurgery 2006, 58.1129-1143.

223. Sami M, Klekamp J: Resultados cirúrgicos de 100 tumores intramedulares em relação à siringomielia que os acompanha. Neurosurgery 1994, 35:865-873.

224. Sandalcioglu IE, Wiedemayer H, Gasser T: Malformações cavernosas intramedulares da espinal medula: características clínicas e risco de hemorragia. Neurosurg 2003, 26: 253-256.

225. Sandler HM, Papadopoulos SM, Thornton AF Jr: Astrocitomas da medula espinhal: resultados da terapia. Neurosurgery 1992, 31(6):1136.

226. Sattar MT, Bannister CM, Turnbull I W: Disrafismo espinal oculto - a combinação comum de lesões e as manifestações clínicas em 50 doentes. Eur J Pediatr Surg 1996, 6 Suppl 1:10-14.

227. Scheinemann K, Bartels U, Huang A: Sobrevivência e resultado funcional dos gliomas de baixo grau da medula espinal na infância. J Neurosurg Pediatrics 2009, 4:254-261.

228. Schwartz TH, McCormick PC: Ependimomas intramedulares: apresentação clínica, estratégias de tratamento cirúrgico e prognóstico. J Neurooncol 2000, 47:211-218.

229. Sciubba DM, Liang D, Kothbauer KF: A evolução da cirurgia de tumores intra-medulares da medula espinhal. Neurosurgery 2009, 65[ONS Suppl 1]:ons84 - ons92.

230. Seo HS, Kim JH, Lee DH: Astrocitomas intramedulares sem realce e outras características de imagem por RM: um estudo retrospetivo e uma revisão sistemática. AJNR Am J Neuroradiol 2010, 31(3):498-503.

231. Setzer M, Murtagh RD, Murtagh FR, Eleraky M, Jain S: Tractografia por imagem de tensor de difusão em doentes com tumores intramedulares: comparação com achados intra-operatórios e valor para a previsão da respeitabilidade do tumor. J Neurosurg Spine 2010, 13:371-38.

232. Sgouros S, Malluci CL, Jackowski A: Spinal ependymomas the value of postperative radiotherapy for residual disease control. Br J Neurosurg 1996, 10:559-566.

233. Sharma GK, Kucia EJ, Spetzler RF: Hemorragia intramedular espontânea de hemangioblastoma espinhal: relato de caso. Neurosurgery 2009, 65(3):E627-628.

234. Sharma M, Mally R, Velho V: Cisto dermoide do cone medular rompido com gotículas de gordura no centro. Asian Spine J. 2013 Mar; 7(1):50-4.

235. Shin DA, Kim SH, Kim KN, Shin HC, Yoon DH: Tratamento cirúrgico do hemangioblastoma da medula espinhal. Ata Neurochir (Wien). 2008 Mar; 150(3):215-20.

236. Shirato H, Kamada T, Hida K, Koyanagi I: O papel da radioterapia no tratamento do glioma da medula espinal. Int J Radiat Oncol Biol Phys 1995, 33: 323-328.

237. Shrivastava RK, Epstein FJ, Perin NI: Tumores intramedulares da medula espinal em pacientes com mais de 50 anos de idade: gestão e análise de resultados. J Neurosurg Spine 2005, 2:249-255.

238. Sigal R, Denys A, Halimi P, Shapeero L, Doyon D,Boudghene F: Ventriculus terminalis do cone medular: imagens de RM em quatro doentes com dilatação congénita. AJNR Am J Neuroradiol 1991, 12:733-737.

239. Simon SL, Auerbach JD, Garg S, Sutton LN: Eficácia da instrumentação e fusão da coluna vertebral na prevenção da deformidade da coluna vertebral pós-laminectomia em crianças com tumores intramedulares da medula espinal. J Pediatr Orthop 2008 Mar; 28(2):244-9.

240. Slooff JL, Kernohan JW, MacCarty CS: Primary intramedullary tumors of the spinal cord and filum terminal. Filadélfia: WB Saunders Company, 1964.

241. Solomon RA, Stein BM: Aumento invulgar da medula espinal relacionado com hemangioblastoma intramedular. J Neurosurg 1988, 68: 550-553.

242. Stabouli S, Sdougka M, Tsitspoulos P: Tumor teratóide/rhabdoide atípico primário da coluna vertebral num bebé. Hippokratia 2010, 14(4): 286-288.

243. Stebbins CE, Kaelin WG, Pavletich NP: Estrutura do complexo VHL-ElonginC ElonginB: implicações para a função supressora de tumores da VHL. Science 1999, 284: 455-461.
244. Steiger HJ, Turowski B, Hanggi D: Factores de prognóstico para o resultado do tratamento cirúrgico e conservador da malformação cavernosa sintomática da medula espinal: revisão de uma série de 20 doentes. Neurosurg Focus. 2010 Sep; 29(3):E13.
245. Stein BM, McCormick PC: Neoplasias intramedulares e malformações vasculares. Clin Neurosurg 1992, 39:361-387.

246. Sun B, Wang C, Wang J: RMN: características dos ependimomas intramedulares da medula espinal. J Neuroimaging 2003, 13:346-51.

247. Takahashi I, IwasakiY, HidaK: Estudo clínico de neoplasias intra-espinhais em crianças. No Shinkei Geka 1996, 24:605-611.

248. Takenaka N, Imanishi T, Kondoh A: Melanocitoma intramedular primário da medula oblonga: relato de um caso. Shinkei Geka 1996, 24:247-252.

249. Taricco MA, Guirado VM, Fontes RB: Tratamento cirúrgico dos tumores intramedulares primários da medula espinhal em pacientes adultos. Arq Neuropsiquiatr 2008, 66(1):59-63.

250. Tekautz TM, Fuller CE, Blaney S: Tumores teratóides/rhabdoides atípicos (ATRT): melhoria da sobrevivência em crianças com 3 anos de idade ou mais com radioterapia e quimioterapia de alta dose à base de alquilantes. J Clin Oncol 2005,23:1491-1499.

251. Timothy E.G. Hassall, Anne E. Mitchell: Quimioterapia com carboplatina para gradegliomas baixos intramedulares progressivos da medula espinhal em crianças: Três estudos de caso e uma revisão da literatura. Neuro-Oncology 2001 outubro, PP251-257n.

252. Turnbull IM, Brieg A, Hassler O: Blood supply of cervical spinal cord in man: A microangiographic cadaver study. J Neurosurg 1966, 24:951-965.

253. Van Velthoven V, Reinacher PC, Klisch J: Tratamento de hemangioblastomas intramedulares, com especial atenção para a doença de Von Hippel-Lindau. Neurosurgery 2003, 53:1306-1314 /336.

254. Vincent Di Marino, Yves Etienne: Atlas fotográfico a cores do sistema nervoso central. Springer-Verlag France, Paris, 2011, 79-93.

255. Vishteh AG, Sankhla S, Anson JA: Ressecção cirúrgica de malformações cavernosas intramedulares da medula espinal: complicações tardias, resultados a longo prazo e associação com malformações venosas crípticas. Neurosurgery 1997, 41:1094-1101.

256. Von Deimling A, Louis DN, Wiestler OD: Vias moleculares na formação de gliomas. Glia 1995, 15:328-338.

257. Von Haken MS, White EC, Daneshvar-Shyesther L: Análise genética molecular das sequências de ADN do braço cromossómico 17p e do braço cromossómico 22q em ependimomas pediátricos esporádicos. Genes Chromosomes. Cancer 1996, 17:37-44.

258. Vortmeyer AO, Gnarra JR, Emmert-Buck MR: Deleção do gene Von Hippel-Lindau detectada no componente de células estromais de um hemangioblastoma cerebelar associado à doença de von Hippel-Lindau. Hum Pathol 1997, 28:540-543.

259. Wahab SH, Simpson JR, Michalski JM: Resultado a longo prazo da radioterapia pós-operatória para o ependimoma do canal espinal. J Neurooncol 2007, 83(1):85-89.

260. Watanabe M, Nomura T, Toh E, Sato M, Mochida J: Metástases intramedulares da espinal medula: um estudo clínico e imagiológico de sete doentes. J Spinal Disord Tech 2006,19:43-47.

261. White JB, Miller GM, Layton KF, Krauss WE: Tumores da medula espinhal que não aumentam a intensidade da lesão. J Neurosurg Spine. 2007 Oct; 7(4):403-7.

262. Wood EH, Berne AS, Taveras JM: O valor da radioterapia no tratamento de tumores intrínsecos da medula espinhal. Radiology. 1954 Jul; 63(1):11-24.

263. Woodworth GF, Chaichana KL, McGirt MJ, Sciubba DM, Jallo GI, Gokaslan

Z, Wolinsky JP, Witham TF: Predictors of ambulatory function after surgical resection of intramedullary spinal cord tumors. Neurosurgery. 2007 Jul; 61(1):99-105.

264. Wu PS, Yao WJ: F-18 FDG PET no Astrocitoma Pilocítico da Medula Espinal. Clin Nucl Med 2010, 35: 649-650.

265. Yang S, Yang X, Hong G: Surgical Treatment of One Hundred Seventy-Four Intramedullary Spinal Cord Tumors (Tratamento Cirúrgico de Cento e Setenta e Quatro Tumores Intramedulares da Medula Espinhal). Spine 2009, 34/24, pp 2705-2710.

266. Yao K, Kothbauer KF, Bitan F, Constantini S, Epstein FJ, Jallo GI: Deformidade da coluna vertebral e cirurgia de tumor intramedular. Childs Nerv Syst 2000, 16:530.

267. Yao KC, McGirt MJ, Chaichana KL, Constantini S, Jallo GI: Factores de risco para deformidade espinal progressiva após ressecção de tumores intramedulares da medula espinal em crianças: uma análise de 161 casos consecutivos. J Neurosurg 2007, Dez; 107 (6 Suppl):463-8.

268. Yasargil MG, Antic J, Laciga R: A remoção microcirúrgica de hemangioblastomas espinhais intramedulares. Relato de doze casos e uma revisão da literatura. SurgNeurol 1976, 3:141-148.

269. Yoshino M, Morita A, Shibahara J, Kirino T: Malformação cavernosa da medula espinhal induzida por radiação. Relato de caso. JNeurosurg 2005; 102(Suppl 1):101-104.

270. Zentner J, Hassler W, Gawehn J: Angiomas cavernosos intramedulares. Surg Neurol 1989, 31:64-68.

271. Zhou H, Miller D, Schulte DM, Benes L: Assistência de ultrassom intra-operatório no tratamento de tumores espinhais intradurais. Clin Neurol Neurosurg. 2011 Sep; 113(7):531-7.

272. Zileli M, Coskun E, Ozdamar N: Cirurgia dos tumores intramedulares da medula espinal. Eur Spine J 1996, 5:243-250.

273. Zentner J, Hassler W, Gawehn J: Angiomas cavernosos intramedulares. Surg Neurol 1989, 31:64-68.

LISTA DE FIGURAS

remoção. À direita, uma vista operatória.

Fig.41 : RMN T1 com gadolínio: melanocitoma intramedular T9-T10, com realce homogéneo.

Fig.42: RM sagital T2, T1 e vista operatória de um quisto ependimoglial do cone terminal.

À direita: vista operatória.

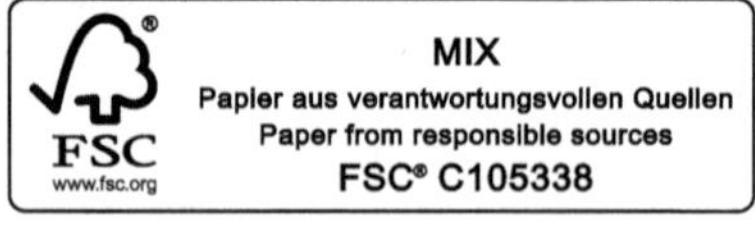

Printed by Books on Demand GmbH, Norderstedt / Germany